全国药学、中药学类专业实验实训数字化课程建设

U0642488

中药炮制学实验实训操作技术

ZHONGYAO PAOZHIXUE SHIYAN SHIXUN CAOZUO JISHU

（第2版）

主编　宋　磊　滕　坤　陈秀瑷

手机扫描注册
观看操作视频
一书一码

北京科学技术出版社

图书在版编目（CIP）数据

中药炮制学实验实训操作技术 / 宋磊，滕坤，陈秀瑗主编 . — 2版 . — 北京：北京科学技术出版社，2020.1

全国药学、中药学类专业实验实训数字化课程建设

ISBN 978-7-5714-0652-3

Ⅰ. ①中… Ⅱ. ①宋… ②滕… ③陈… Ⅲ. ①中药炮制学—高等职业教育—教材 Ⅳ. ①R283

中国版本图书馆CIP数据核字(2019)第 294977 号

中药炮制学实验实训操作技术（第 2 版）

主　　编：宋　磊　滕　坤　陈秀瑗
策划编辑：曾小珍　张　田
责任编辑：严　丹　周　珊
责任校对：贾　荣
责任印制：李　茗
封面设计：铭轩堂
版式设计：崔刚工作室
出 版 人：曾庆宇
出版发行：北京科学技术出版社
社　　址：北京西直门南大街 16 号
邮政编码：100035
电话传真：0086-10-66135495 （总编室）
　　　　　0086-10-66113227 （发行部） 0086-10-66161952 （发行部传真）
电子信箱：bjkj@bjkjpress.com
网　　址：www.bkydw.cn
经　　销：新华书店
印　　刷：河北鑫兆源印刷有限公司
开　　本：787mm×1092mm　　1/16
字　　数：325 千字
印　　张：9.5
版　　次：2020 年 1 月第 2 版
印　　次：2020 年 1 月第 1 次印刷
ISBN 978-7-5714-0652-3/R · 2716

定　　价：45.00 元

全国药学、中药学类专业实验实训数字化课程建设

总 主 编

张大方

长春中医药大学、东北师范大学人文学院　教授

方成武

安徽中医药大学　教授

张彦文

天津医学高等专科学校　教授

张立祥

山东中医药高等专科学校　教授

周美启

亳州职业技术学院　教授

朱俊义

通化师范学院　教授

马　波

安徽中医药高等专科学校　教授

张震云

山西药科职业学院　教授

编者名单

主　编　宋　磊　滕　坤　陈秀瑷

副主编　王楚盈　沈　伟　景晓琦　黄　力
　　　　　张俊生

编　者　（以姓氏笔画为序）
　　　　　王楚盈（长春中医药大学）
　　　　　刘平平（江苏医药职业学院）
　　　　　麦艳珍（惠州卫生职业技术学院）
　　　　　邹　力（四川卫生康复职业学院）
　　　　　沈　伟（山东中医药高等专科学校）
　　　　　宋　磊（山东中医药高等专科学校）
　　　　　张俊生（山东省烟台市中医医院）
　　　　　陈秀瑷（辽宁医药职业学院）
　　　　　黄　力（亳州职业技术学院）
　　　　　景晓琦（山西药科职业学院）
　　　　　谭　鹏（北京中医药大学）
　　　　　滕　坤（宁波卫生职业技术学院）

总前言

为贯彻教育部有关高校实验教学改革的要求,即"注重增强学生实践能力,培育工匠精神,践行知行合一,多为学生提供动手机会,提高解决实际问题的能力",满足培养应用型人才的迫切需求,我们组织全国20余所院校的优秀教师、行业专家启动了"全国药学、中药学类专业实验实训数字化课程建设"项目。

以基本技能与方法为主线,归纳每门课程的共性技术,以制定规范化操作为重点,将典型实验实训项目引入课程之中,这是本套教材改革创新点之一;将不同课程的重点内容纳入综合性实验与设计性实验,培养学生独立工作的能力与综合运用知识的能力,体现了"传承有特色,创新有基础,服务有能力"的人才培养要求,这是本套教材改革创新点之二;在专业课实验实训中设置了企业生产流程、在基础课中设置了科学研究案例,注重课堂教学与生产、科研相结合,提高人才培养质量,改变了以往学校学习与实际应用脱节的现象,这是本套教材改革创新点之三;注重培养学生综合素质,结合每门课程的特点,将实验实训中的应急处置纳入教材内容之中,提高学生的专业安全知识水平与应用能力,将实验实训后的清理工作与废弃物的处理列入章节,增强学生的责任意识与环保意识,这是本套教材改革创新点之四。

该系列实验教材,经过3年的使用,反响很好,解决了以往教与学的关键问题,同时也发现有些实验需进一步规范化、有些实验内容需进一步优化。在此基础上,我们开展了对纸质教材配套视频的摄制工作。将纸质教材与教学视频相结合,将更有利于突出实验的可视性,使不同学校充分利用这一教学资源,提高教学质量,这是本教材的又一特点。

教学改革是一项长期的任务,尤其是实验实训教学,更需要在实践中不断探索。对本套教材编写中可能存在的缺点与不足,恳请各位读者在使用过程中提出宝贵意见和建议,以期不断完善。

张大方

2019 年 2 月

前　言

　　为了贯彻落实《国家中长期教育改革和发展规划纲要》《国家职业教育改革实施方案》《医药卫生中长期人才发展规划（2010－2020 年）》和《中医药发展战略规划纲要（2016－2030 年）》等文件精神，扎实推动中医药职业教育发展，着力推进中医药传承和创新，在全国药学、中药学类专业实验实训数字化课程建设指导委员会的组织指导下，相关院校和医院的优秀教师、行业专家共同编写了《中药炮制学实验实训操作技术》（第 2 版）一书，供全国高等职业院校中药学、中药制药技术等专业的学生使用。

　　本教材在编写过程中，坚持贯彻"加强传承，培养素质，学用并举，突出创新"的指导思想，坚持"以能力为本位"的教育理念。体例上，传统炮制技术与现代生产技术相衔接，淡化理论，强化技能，操作方法介绍力求详尽；内容上，在继承传统炮制技术和质量标准的基础上，以《中华人民共和国药典》（简称《中国药典》）2015 年版等现行国家药品标准为依据，概念清晰，内容的深度与广度能很好地体现教材的定位和特色，做到思想性、科学性、先进性、启发性和实用性相结合；形式上，本教材将纸质教材与数字教材进行融合，扫描随文二维码即可观看炮制操作视频，能极大地促进混合式教学在本课程中的运用。

　　全书分上、中、下三篇。上篇为"基本技能与方法"，主要介绍传统炮制技术、设备与方法，培养学生传统炮制及临方炮制的能力，达到技术传承的目的。中篇为"设计性实验和综合性实验"，主要介绍炮制工艺、质量标准、减毒增效等实验设计的方法与思路，提高学生自主设计实验、独立完成工作的能力。下篇为"实践与应用"，主要介绍饮片生产企业不同岗位和不同机械设备的标准操作规程，列举了代表性药材的炮制生产工艺规程，将生产与课堂、教学与实践相衔接，培养学生的规范化生产能力和设备维护能力，达到技术创新和应用的目的。书后附有参考文献，便于学生查阅相关知识；附有《药品生产质量管理规范》配套文件——中药饮片、中药配方颗粒管理暂行规定，便于学生全面了解中药饮片的规范化管理。

　　本教材在编写过程中，参阅了大量中药炮制古今文献，得到了北京科学技术出版社及参编单位的大力支持与帮助，在此一并表示衷心的感谢。

　　由于编者专业水平所限，书中可能存在不足之处，敬请各院校专家和广大读者批评指正，以便进一步修订和完善。

编　者

2019 年 5 月

目　录

中篇　设计性实验和综合性实验

下篇 实践与应用

上 篇
基本技能与方法

第一章 净选加工技术

中药炮制是以中医药理论为指导,根据临床辨证施治用药的需要和药物自身性质,以及调剂、制剂的不同要求,制备中药饮片的一项独特的制药技术。药材凡经净制、切制或炮炙等处理后,均称为饮片。《中国药典》规定的各饮片规格,系指临床配方使用的饮片规格。制剂中使用的饮片规格,应符合相应制剂品种的实际工艺要求。

净选加工亦称净制,是中药炮制的第一道工序,系指中药材在软化切制前,或中药饮片在炮炙、调剂和制剂前,应选取规定的药用部位,除去非药用部位,区分疗效不同的药用部位,除去虫蛀、霉败品或泥沙等杂质,将药材或饮片分档,或进行简单加工的一类炮制方法。

净制后达到药用净度标准的中药材称为净药材。只有净药材方可进行切制、炮炙处理。某些药材或饮片还可通过碾捣、制绒、拌衣、揉搓等简单炮制加工,以便于调剂和制剂。

第一节 净制技术

一、清除杂质技术

1. 挑选 挑选是用手挑拣除去混在药材或饮片中的杂质、虫蛀品、霉败品,或除去非药用部位、区分疗效不同的药用部位,或将药材按大小、粗细进行分档的一类操作方法。

(1)操作方法。量多者,应将待净制的药材或饮片摊放在拣选工作台(图 1-1)上;量少者,可置于药匾、簸箕、盆等盛药器具内,然后用手或辅以其他器具(在拣选工作台上可借助刮板、剪子、刀等工具),挑拣除去木屑、砂石、霉败品、非药用部位等,或分开疗效不同的药用部位,或将药材进行分档。

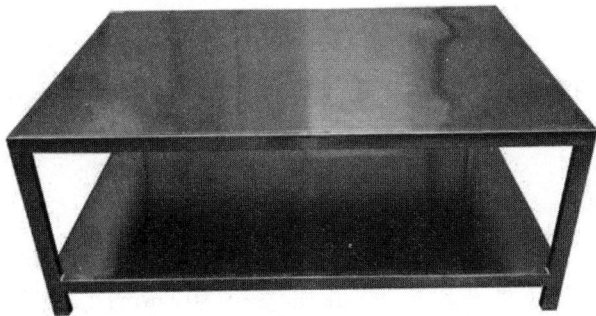

图 1-1 拣选工作台

例如,枸杞子最易生霉、泛油、变色,药用前要把不符合质量要求的果实及残留的果梗挑拣除去,以保证药品质量。

丹参软化切片前要将混入的杂草挑拣除去,将残茎、须根用手掰,或剪、切除去,以达到规定的药用净度标准。

金银花的药用部位为干燥花蕾或带初开的花。药用前要挑拣除去残留的枝梗、叶子和已开败的花。

乳香、没药、桑螵蛸等采集时,易残存少量非药用的树皮或树枝,苏叶、藿香、淡竹叶、香薷等常掺杂有枯枝和腐叶,山茱萸、菊花等常带有霉败品等,均需挑拣除去。

麻黄的药用部位为草质茎,采集时易带入少量的麻黄根。茎含挥发油、麻黄碱和伪麻黄碱等成分,具有发汗散寒、宣肺平喘、利水消肿的功能;而根含大环精胺生物碱,具有固表止汗作用。二者功效不同,要严格分离。可依据麻黄茎与根的色泽和形状的不同特点,将混入的少量麻黄根挑拣出来,分别药用。

白术、大黄、泽泻、川芎等药材切片前需进行软化处理,为了使软化时浸泡和闷润的时间一致,须按大小、粗细分类,分别浸润。

挑选除去杂质的方法

(2)注意事项。接触有毒药物时应有防止中毒的措施;经挑选后的药材和饮片应达到规定的药用净度标准;应具有一丝不苟、勤俭节约的职业素养。

2. 筛选　筛选是根据药物与杂质的体积大小不同,选用不同规格的筛或罗,以除去药物中的杂质,或将大小不等的饮片进行分档的一类方法。筛选用的器具,传统常使用竹筛、铁丝筛(或铜丝筛)、罗等。现在大生产多用筛药机,如振荡式筛药机、箱式双层电动筛药机等。

竹筛是传统最常用的筛药器具,用藤皮及竹条编织而成,形如盘子,直径 60～65cm,高约 5cm,筛底用宽约 3mm 的藤皮编织成 6 种大小不等的筛孔,因此,传统竹筛常分为 6 个型号:一号筛习称菊花筛,筛孔内径为 16～20mm,用于筛菊花、桑叶等;二号筛习称玄胡筛,筛孔内径为 10mm,用于筛延胡索、浙贝母等;三号筛习称大中眼筛,筛孔内径为 7mm,用于筛半夏等;四号筛习称小中眼筛,筛孔内径为 5mm,用于筛香附米等;五号筛习称大紧眼筛,筛孔内径为 3mm,用于筛薏苡仁、牵牛子等;六号筛习称小紧眼筛,筛孔内径为 2mm,用于筛牛蒡子等。

传统竹筛的介绍

铁丝筛是用铁丝、钢丝等编织而成,耐热且不易燃。多在加辅料炒法中应用,用于筛去炮炙后残存的固体辅料,如焦麦麸、焦米、土粉、河砂、蛤粉、滑石粉等。

罗主要用于罗去药材或饮片中的泥土、灰屑,或罗去麦麸中的细麸或面粉。罗和筛习惯上可从三个方面加以区别:一是从筛孔大小区分,底部细小孔径者称罗,粗大孔径者称筛;二是从制作材料区分,底部用细铜丝或绢编成者称罗,用竹条或藤条编成者称筛;三是从用途区分,罗常用于分离粗细不等的粉末或罗去体积较小的灰屑,筛多用于大小分档或筛去体积较大的杂质。罗常分两种型号:一号罗又称粗罗,孔眼内径为 1mm;二号罗又称细罗,孔眼内径为 0.5mm。

（1）操作方法。

1）竹筛:将待筛选饮片置于适宜孔径的竹筛(图1-2)内,两手弯曲握住筛的外沿,两手之间的距离约为药筛边缘周长的2/5,两手手腕在胸前沿同一个方向做曲轴式运动,药物在筛内呈波浪式跳动和滑动,即可将药物中的杂质除去或将药物大小分档。

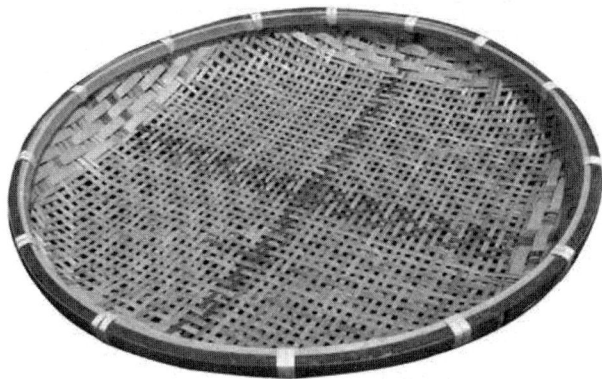

图1-2　传统竹筛

2）铁丝筛:将待净制的药物置于铁丝筛中,两手握住筛的外沿,两手手腕呈曲轴式运动或左右晃动,灰屑及固体辅料通过筛孔被除去。

3）罗:将适宜孔径的罗(图1-3)置于罗框(架)上,取适量待净制的药物置罗内,手握住罗的上沿,前后往复匀速推拉,药材在罗内上下和前后晃动,灰屑等杂质即被除去。也可按上述铁丝筛的使用技巧进行操作。

4）振荡式筛药机:将待筛药材或饮片放入筛箱内,启动机器(图1-4),筛箱在曲轴的带动下,做前后往复运动和上下跳动,筛箱内的药材或饮片即被分档,或将杂质筛选干净。该机有

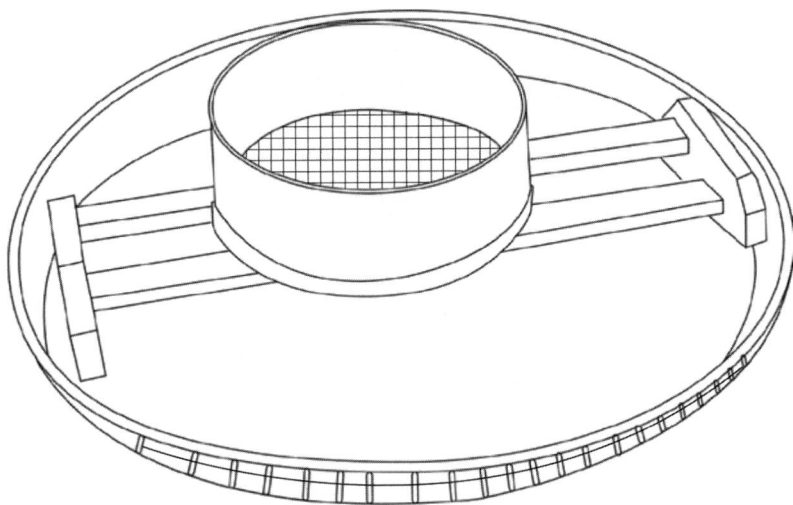

图1-3　传统罗

8种不同孔径的筛箱,供筛选时选用。

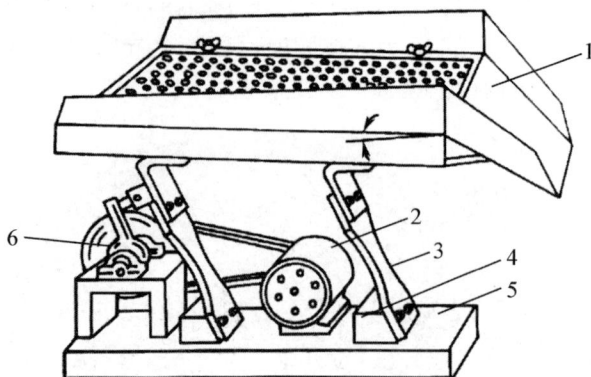

图 1-4　振荡式筛药机
1. 筛子主体;2. 电动机;3. 玻璃纤维板弹簧;
4. 斜度 78°的实心刨铁;5. 实心底座;6. 偏心轮(7.5mm)

5)箱式双层电动筛药机(图1-5):筛分上下两层,上层筛孔较大,下层筛孔较小。整个药筛都密封在箱中,箱的上部有吸尘罩,避免了工作时灰屑飞扬。此设备可根据药物大小不同更换上下筛,适用范围广。操作时,待筛选的药材或饮片经上料台进入上层筛中。筛选过程中,体积大、没有透过上层筛的药物从上层筛的出料口倾出;体积小、透过上层筛的饮片及杂质又经下层筛筛选,药物从下层筛的出料口倾出;杂质和碎屑落入筛底,从杂质出口排出。

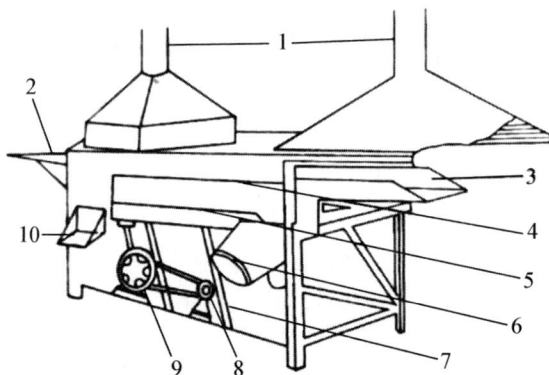

图 1-5　箱式双层电动筛药机
1. 吸尘罩;2. 送料口;3. 上层筛出料口;4. 上层筛(粗筛);5. 下层筛(细筛);
6. 下层筛出料口;7. 弹簧板;8. 电机;9. 偏心轮;10. 杂质出口

(2)注意事项。
1)筛选操作要娴熟,动作幅度不要过大,防止粉尘飞扬。
2)一至四号竹筛主要用于大小分档,五至六号竹筛主要用于除去杂质。
3)操作结束,要将夹在筛底的饮片清除干净,以防混淆。
3. 风选　风选是利用药物与杂质的轻重不同,借助簸箕或风机产生的风力,将药物与杂质分开的一类方法。药材和饮片中若含有非药用的果柄、花梗、叶子、干瘪的果实或种子等，或含有砂石、灰屑等杂质，均可用风选法除去。少量药物的风选常使用簸箕等器具，大量药物的风选常采用风选机。

簸箕(图1-6)是风选最常用的器具之一。其规格大小不等，一般用柳条或荆条编织而成，表面粗糙不平，前段嵌有一较薄的柳木薄板(称簸舌)。借扬簸时产生的风力，轻者被簸扬出来，重者留在簸箕内。

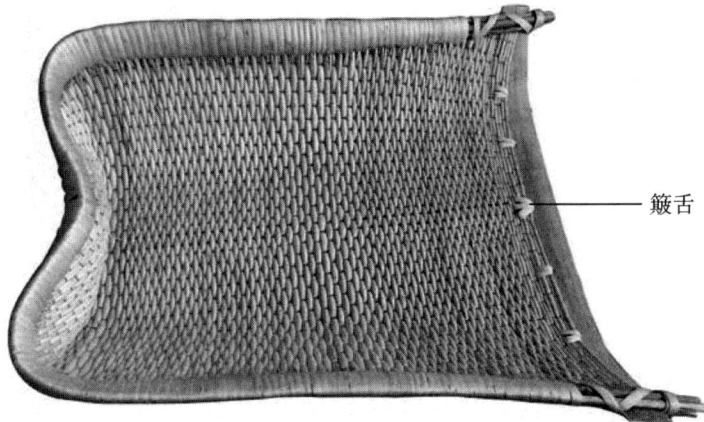

簸舌

图 1-6　簸箕

(1)操作方法。

1)簸箕：两手握住簸箕两侧的中后部，簸舌轻微向上倾斜(10°～30°)，不簸时，可将簸箕的后部顶靠在小腹上，与两手形成三个支撑点。扬簸时，簸箕离开小腹，两臂用力扬簸，在小臂和手腕的带动下，簸箕扬簸产生风力，轻飘的药物(或杂质)被簸出，较重的杂质(或药物)留在簸箕内，使药物与杂质分开。

2)风筛机：风筛机又称风选机，由筛选和风选两部分组成。筛选部分结构同箱式双层筛药机，风选部分由风扇、风箱等部分组成。筛选部分和风选部分既可单独使用，又可联合使用，联合使用时由传送带相连。操作时，药物经进药口进入筛体，经筛选可除去尘土、砂石。筛选后的药物经传送带进入风选箱。由于药物与杂质的轻重不同，借助扇叶转动产生的风力，轻的被吹到风选箱远端，重的在近端落下，分别经不同的出口排出。

3)滑栅吸式风选机：主要由升运带、滑板栅、风机等组成。操作时，待风选的药物经输料带进入上料口后，落入由多片倾斜滑板组成的滑板栅上，当药物经各滑板间隙下落时，药物中的杂质、尘土随各滑板间隙的气流被吸走，干净的药物沿滑板落入贮药器内。被气流吸走的杂质和灰尘则进入气流清选筒中，由于筒的直径扩大，使气流的速度降低，稍重的杂质即沉降，从杂质出口排出，灰尘则被风机吸走。滑板间隙气流(风力)的大小，可根据不同药物进行调节。

4)旋风分离吸式风选机：主要由旋风分离器、沉降筒、风机等组成。操作时，待风选药物通过离心力的作用，沿切线方向进入旋风分离器内，药物中的杂质、尘土等被分离器中的气流吸走，干净的药物从旋风分离器下部的出药口中排出。被吸走的杂质、尘土在挡板的作用下，落入沉降筒内，从杂质出口排出，灰尘则被风机吸走。

(2)注意事项。

1)簸箕风选时,簸舌要轻微上扬,用力要均匀,才能产生风力。

2)风选时要防尘,注意劳动保护。

3)风选既可簸取药材,也可簸去杂质。

4. 水选　水选是用多量清水洗涤或浸漂药材,以除去附着在药材上的泥沙、苔藓、盐分等杂质,或除去腥臭味的一类方法。有些药材常附着泥沙、苔藓、盐分,或具有腥臭味,用筛选或风选不易除去,需用清水洗漂,使其洁净。

(1)操作方法。

1)刷洗法:将药物置多量水中,用硬毛刷或铜丝刷反复刷洗除去其层纹中夹杂的泥沙或附着的苔藓等杂质,如牡蛎等;或用多量清水反复搓洗除去药物表面附着的泥土和灰屑,如乌梅、大枣、山茱萸、菟丝子等。

2)漂洗法:将药物置多量水中浸漂,每天换水 2～3 次(古代用长流水漂洗),漂至口尝无咸味或嗅之无腥臭味为度。此法常用于:含盐分的药物,如海藻、昆布等;具有腥臭味的药物,如紫河车、五谷虫、人中白等。

3)漂浮法:酸枣仁中残留非药用的核壳,可利用种仁与核壳在水中的浮力不同,用漂浮法除去。方法是:将经过筛、罗、簸仍不能除净核壳的酸枣仁,置于盛有多量清水的缸内,随加随搅动,稍静置,壳即沉于底部,种仁浮于上部,分离后,干燥。

(2)注意事项。

1)水洗时水若浑浊要换新水,水漂时要定时换水。

2)要尽量缩短药材与水的接触时间,防止药材"伤水"。

3)水选后的药材要及时干燥,防止霉变。

水选除去杂质的方法

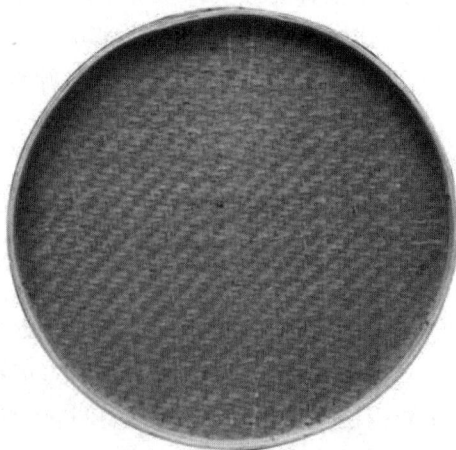

5. 颠法　颠法是利用药物与杂质在药匾(图 1-7)或簸箕中颠簸时产生的摩擦力不同,以除去杂质的一类方法。如花椒等果皮与果柄的分离、莱菔子等细小种子与砂石的分离,即可采用颠法。

图 1-7　药匾

（1）操作方法。

1）花椒等果皮与果柄的分离：将待净制的花椒置于药匾的一端，两手握住药匾的外沿，有两种持匾方法：一种方法是两手握匾的距离约占边缘周长的1/3，另一种方法是两手握住药匾直径的两端。将药匾向上倾斜30°左右（至果皮将要向下滚动为度），两手同时向药匾的斜上方有节奏地用力颠簸，在颠簸中，球形的花椒果皮因摩擦力小而向下滑动，并逐渐与果柄分离，果柄留在药匾的斜上方。待果皮与果柄完全分离后，停止颠簸，除去果柄，即可得到纯净的花椒果皮。

2）细小种子与砂石的分离：将待净制的莱菔子等药物置于簸箕内，簸舌倾斜朝下，两手同时向簸箕的斜上方有节奏地用力颠簸，卵圆或椭圆形的莱菔子向下滚动，泥土及砂石留在簸箕内。

（2）注意事项。

1）器具要向斜上方倾斜成30°左右，以利于球形的药物向下滚动。

2）操作时，要向斜上方垂直用力，否则药物跑偏，分离效果不好。

二、分离和清除非药用部位技术

1. 去皮壳　去皮壳是指除去某些药材中的栓皮、表皮、种皮或果皮等非药用部位，或分离不同药用部位。

（1）操作方法。

1）刮去皮：某些树皮类药物，如厚朴、杜仲、肉桂、黄柏等，常带有栓皮、苔藓或其他不洁之物，须在干燥前用刀刮去，或润软后刮去，保证药用剂量的准确。某些根或根茎类药物，如桔梗、知母、南沙参等，须在产地趁鲜用木棱或瓷片刮去皮，否则，干后皮紧贴于肉上，不易除去。将牡丹挖取根部，用竹刀趁鲜刮去外皮，再剥取根皮，晒干，称为刮丹皮或粉丹皮。

2）煮或烫后去皮：某些根或根茎类、种子类药物，沸水煮或烫后容易去皮。如党参、天冬、白芍等应置于沸水中煮或烫至透心后刮去皮；北沙参、桃仁、苦杏仁、白扁豆等置沸水中略烫后，皮即易被剥去或搓去。

3）撞去皮：某些药物的表皮晒干后翘起，如黄芩、黄连、姜黄、川贝母、三七、麦冬、泽泻、川芎等，将经过干燥的药材装入特制的撞笼或麻袋、筐、筛等工具中，内放石块、瓦片等，进行反复的撞击，通过药物相互之间、药物与工具之间的反复碰撞摩擦，使药物表面洁白、光滑。

4）炒后去皮：如草果的果壳坚硬，不易被除去。可将草果置于锅内，用中火加热，炒至呈焦黄色并微鼓起时，取出，稍凉，放搓皮板中搓破，筛去大片的果皮后，再簸去隔膜及碎屑，即得草果仁。

5）砸去皮壳：果实、种子类药物，可砸破皮壳，取仁用，如巴豆、白果、使君子等。

（2）注意事项。

1）刮皮时不要刮去药用部位。

2）巴豆等有大毒的药物去皮时，要防止中毒。

3）含脂肪油多的种子类药物，应临用时去皮壳，以防泛油。

2. 去毛　有些药物的表面或内部常着生许多绒毛，服后会刺激咽喉引起咳嗽，或具有其他有害作用，故须除去。

（1）操作方法。

1）刷去毛：将枇杷叶、石韦的叶片洗净，润软后，用铜丝刷刷去棕黄色绒毛，再趁软切成宽丝,干燥。

2)挖去毛:金樱子的绒毛着生在果实内部,常在产地纵剖成两瓣后挖去毛。但商品药材中往往残存完整或未去净绒毛的金樱子,要挑拣出来,用温水洗净、润软,完整的要剖开,挖净绒毛和核,干燥。

3)燎去毛:鹿茸的茸毛是非药用部位,应先在酒精灯上稍燎一下,将毛燎焦后,再用刃器(瓷片或玻片)刮净。

4)烫去毛:骨碎补、狗脊等药物表面着生的鳞片或绒毛是非药用部位,可先用砂烫法将毛烫焦,取出稍凉后,再与瓷片或石块一同放入竹笼或布袋内,撞去毛。

(2)注意事项。

1)金樱子和枇杷叶去毛操作时,要戴口罩,以免毛刺激咽喉并触肉作痒。

2)鹿茸去毛时不可将鹿茸燎焦燎裂,以免切片时破碎,影响饮片质量。

3. 去心 心一般指根类药物的木质部或种子的胚芽。

(1)操作方法。

1)捶破后抽去心:如巴戟天、远志等药物,一般是趁鲜捶破,剥取肉;或蒸软后抽去心。

2)剖开后镊去心:如莲子肉和心的分离,是将干燥的莲子略浸,润软,剖开,用镊子取出莲子心,分别干燥。

3)竹签插出心:取净莲子,洗净润软,用细竹筒或细铜筒,沿莲子的纵向,从中心贯穿而入,插出莲子心,及时剥离,即可得到莲子心。莲子肉仍保持原椭圆形,中空,晒干或烘干。

(2)注意事项。

1)《中国药典》(2015年版)对远志不做去心的要求。

2)竹签插出莲子心后,应及时剥离心外面残留的莲子肉。

4. 去核 去核是指有些果实类药物,常用果肉而不用核或种子,其中有的核或种子属于非药用部位,或有副作用,须除去。

(1)操作方法。

1)剥去核:乌梅按医疗要求用肉去核,将其置于温水中快速洗涤干净,润至果肉柔软后,砸破果实,剥取果肉,除去核,干燥。质地柔软者,可直接砸破,取实去核。

2)筛去核:山楂(北山楂)切成饮片后,脱落的核用药筛筛去,以增强果肉的疗效。南山楂以个入药,临床应用多不去核。

3)烘或烫后去核:山茱萸多在产地趁鲜去核,即用文火烘或置于沸水中略烫,及时搓去或挤压去果核。

(2)注意事项。

1)乌梅去核时,与温水接触时间不宜过长。

2)山楂去核时,仅把脱落的核筛去即可。

3)山茱萸果核有滑精的副作用,故山茱萸药用时含果核和果梗的总量不得超过3%。

5. 去瓤 有些果实类药物,须除去非药用的瓤。常见的是枳壳去瓤。

(1)操作方法:取枳壳原药材,用小刀挖去瓤,洗净,捞起,润软,用铁锚或特制器具压扁,再上木架压3~5天,压扁后,对合成扁半圆形,切制成2mm厚的凤眼片,晒干或低温干燥。

(2)注意事项:压扁过程中要防止发霉变质。

6. 去残肉 某些动物类药物,均须除去残肉筋膜,其目的是使药物纯净。如龟甲、鳖甲、狗骨等。

（1）操作方法。

1）浸泡法：将龟甲、鳖甲等用清水浸泡，不换水，至皮肉筋膜与甲骨分离时取出，洗净，日晒夜露至无臭味，干燥。

2）蒸法：将龟甲、鳖甲置蒸锅内蒸制 45 分钟，取出，放入热水中，立即用硬刷除去皮肉，洗净，日晒夜露至无臭味，干燥。

3）胰脏净制法：取新鲜或冰冻的猪胰脏，除去外层脂肪和结缔组织，称量后绞碎，用水少许搅匀，纱布过滤，取滤汁配制成约 0.5％ 的溶液。用碳酸钠调 pH 值至 8.0～8.4。水浴加热至 40℃时，加入鳖甲、龟甲，使其全部浸没。恒温 35～40℃，每隔 3 小时搅拌 1 次，经 12～16 小时，残皮和残肉能全部脱落，捞出鳖甲、龟甲，洗净晒干，至无臭味即得。

4）酵母菌法：取龟甲 0.5kg，用冷水浸泡 2 天，弃去浸泡液，加卡氏罐酵母菌 300ml，加水淹过龟甲 1/6～1/3 体积，盖严。2 天后溶液上面起一层白沫，7 天后将药物捞出，用水冲洗 4～6 次，晒干，至无臭味即得。

（2）注意事项。

1）除净残肉后应日晒夜露至无臭味。

2）胰脏净制时要注意 pH 值和温度。

三、其他净制法

除了上述方法外，《中国药典》（2015 年版）四部"炮制通则"还列有以下净制方法，现做以简要介绍。

1. 剪　即用剪子铰。是利用剪刀等将药材中残存的非药用部位铰断、除去；或者将疗效不同的药用部位铰断、分开，分别药用。例如，灵芝采收后，要剪除附有朽木、泥沙或培养基的下端菌柄，阴干或 40～50℃烘干。铁皮石斛采收后，要剪去部分须根，边加热边扭成螺旋形或弹簧状，烘干，习称"铁皮枫斗"。马勃采收后，除去杂质，剪成小块。

2. 切　即用刀从上往下竖直用力。是把药材相同的部位对齐，扎成一束，用切药刀具切断、分开；或将药物切成不同规格和形状的饮片，以利于调剂和制剂。选择肥大顺直的干燥山药，浸透，切齐两端，用木板搓成圆柱状，晒干，打光，习称"光山药"。生姜趁鲜切片晒干或低温干燥者称为"干姜片"。大黄秋末茎叶枯萎或次春发芽前采挖，除去细根，刮去外皮，切瓣或段，绳穿成串干燥或直接干燥。

3. 刮　即用刀横着刻刮。是利用刀具、瓷片等利器将药物表面的栓皮、表皮、茸毛等刮去或剥离。竹茹的药用部位为竹子茎秆的干燥中间层。取新鲜茎，除去外皮，将稍带绿色的中间层刮成丝条，或削成薄片，捆扎成束，阴干。杜仲刮去残留粗皮，洗净，切块或丝，干燥。牡丹皮刮去粗皮，除去木心，晒干，习称"刮丹皮"。鹿茸切片要燎去茸毛，并刮净焦茸毛。

4. 削　即用刀斜着切。是利用刀具等利器将药物的外皮等非药用部位除去，或削取药用部位。例如，茯苓是将茯苓个削去外皮，再切块或切厚片。何首乌采挖后，要削去两端，个大的切成块。冬瓜皮是在食用时，削取外层果皮。姜皮是将净生姜，削取外皮。橘红是橘的果实成熟后用刀削下的外果皮。

5. 剔除　即用刀把肉从骨头上刮下来，或从缝隙或孔洞里往外抠东西。例如，鳖甲置沸水中烫至背甲上的硬皮能剥落时,取出,剥取背甲,剔除筋膜和残肉,晒干。金樱子肉是取净金樱子,略浸,润透后,纵切两瓣,剔除毛、核,干燥。

6. 酶法　即酶解法。是利用胰蛋白酶法、酵母菌法除去鳖甲、龟甲表面残存的筋膜、腐肉。例如,胰脏净制法:取新鲜的猪胰脏,加水配制成约 0.5％的溶液;用碳酸钠调 pH 值至 8.0～8.4,加入鳖甲、龟甲,使其全部浸没;恒温 35～40℃,经 12～16 小时,残皮和残肉能全部脱落,捞起,洗净晒干。酵母菌法:取龟甲 0.5kg,加卡氏罐酵母菌盖严,2 天后溶液上面起一层白沫,7 天后将龟甲捞出,用水冲洗,晒干。

7. 剥离　用手或刀使动物或植物药外面的组织、皮层、覆盖物等脱落,分开。白附片是取泥附子,用食用胆巴水溶液浸泡数日,煮至透心,捞出,剥去外皮,纵切成厚片,用水浸漂,蒸透,晒干。桔梗采挖、洗净后,趁鲜剥去外皮或不去外皮,干燥。

8. 挤压　挤脱,推挤压迫,用压、挤、捏等方法使排出或分离。草果去壳取仁的方法是:取净草果,置于用中火加热、"手掌控制火候法"判定温度适宜的热锅内,炒至果皮鼓起,呈焦黄色,容易用手捏破时,取出,凉后立即用搓皮板搓碎,再用竹筛除去果皮,用簸箕扬簸除去隔膜及碎屑,即得净草果仁。药用时捣碎。

9. 焯　置多量沸水中煮沸短时间。白扁豆具有健脾化湿、和中消暑的功能。扁豆衣健脾作用较弱,偏于祛暑化湿。传统上用焯法将二者分开,分别药用。方法是:取净白扁豆,置于 10 倍量的沸水中,煮沸 10 分钟,烫至种皮微膨胀时,捞出,用凉水稍浸,取出,搓开种皮与种仁,干燥,簸取种皮。

10. 刷　用毛刷或铜丝刷摩擦。枇杷叶的下表面密被非药用的棕黄色绒毛,应除去。方法是:将枇杷叶片用清水洗净,捞出后,上盖湿物,润软后,用铜丝刷刷去棕黄色绒毛,趁软切成宽丝,干燥,除净药屑。

11. 擦　用布等摩擦使干净。浙贝母大小分开,除去芯芽,分别撞擦,除去外皮,拌以煅过的贝壳粉,吸去擦出的浆汁,干燥。金钱白花蛇为银环蛇的幼蛇干燥体,捕捉后,剖开腹部,除去内脏,擦净血迹,用乙醇浸泡处理后,盘成圆形,用竹签固定,干燥。

12. 火燎　挨近火或酒火燎,毛焦。鹿茸的茸毛是非药用部位,且影响饮片外观质量,切片前须酒火燎去。方法是:点燃酒精灯,将鹿茸用酒精灯火稍微燎烤,并不断旋转,待毛被燎焦后,再用瓷片或玻片等刃器刮净。但要注意,不可将茸体燎焦燎裂,以免切片时破碎,影响饮片质量。香附带有非药用的棕色毛状鳞片和须根。除去方法是:将采挖后的香附,洗净泥土,晒至八成干,摊开摊平,洒上少许酒精,用火点燃,并翻动,至毛状鳞片和须根被火燎焦后,及时灭尽火星,筛、簸去灰屑后,再晒干。

13. 烫　使用多量温度高的固体辅料烫制药物,如砂烫、蛤粉烫、滑石粉烫。骨碎补表面密被柔软如毛的小鳞片,属非药用部位,多在产地经干燥后,用火燎去。但干燥的骨碎补多弯曲,在皱褶中残存未被燎去的鳞片。用砂烫法炮制后,形体膨大鼓起,原来皱褶中的鳞片也被烫焦,取出稍凉后,放入竹笼或布袋内,撞去毛。骨碎补经砂烫后,鼓起,易于煎出有效成分,且利于除净绒毛。

14. 撞　置长口袋或竹篓中撞击。黄芩根的外部有非药用的粗皮,晒至黄芩药材半干后,粗皮即干燥,并翘起,置竹笼或布袋内,再放入适量的瓷片或石块,来回冲撞,粗皮即被撞去,再晒干。木香秋、冬二季采挖,除去泥沙和须根,切段,大的再纵剖成瓣,干燥后撞去粗皮。苍术春、秋二季采挖,除去泥沙,晒干,撞去须根。骨碎补照砂炒法(通则 0213)用砂炒至鼓起,撞去毛。黄连秋季采挖,除去须根和泥沙,干燥,撞去残留须根。

15. **碾串** 将药材铺高成垄,利用石碾串压去外表附着物或碾碎。三七粉是取三七,洗净,干燥,碾细粉。炒川楝子是取净川楝子,切厚片或碾碎,照清炒法(通则 0213)炒至表面焦黄色。瓦楞子洗净,干燥,碾碎。苏木锯成长约 3cm 的段,再劈成片或碾成粗粉。降香除去杂质,劈成小块,碾成细粉或镑片。夏季采收蒲棒上部的黄色雄花序,晒干后碾轧,筛取花粉,即为蒲黄。剪取雄花后,晒干,成为带有雄花的花粉,即为草蒲黄。

第二节 净制药材及饮片的杂质检查

《中药饮片质量标准通则(试行)》规定:经净制后的药材必须大小粗细分档,无虫蛀、霉变、走油泛黑,无杂质。

《中国药典》(2015 年版)四部(通则 2301)对药材及饮片中混存的杂质规定为:①来源与规定相同,但其性状或药用部位与规定不符;②来源与规定不同的物质;③无机杂质,如砂石、泥块、尘土等。同时,其规定了杂质检查方法。

一、杂质检查方法

1. **检查方法**

(1)取适量的供试品,摊开,用肉眼或借助放大镜(5~10 倍)观察,将杂质拣出;如其中有可以筛分的杂质,则通过适当的筛,将杂质分出。

(2)将各类杂质分别称量,计算其在供试品中的含量(%)。

蒲黄为香蒲科植物水烛香蒲、东方香蒲或同属植物的干燥花粉。《中国药典》规定,蒲黄药材及饮片中所含杂质不得过 10%。

检查方法:取蒲黄约 10g,称定重量,至七号筛中,保持水平状态过筛,左右往返,边筛边轻叩 2 分钟。取不能通过七号筛的杂质,称定重量,计算,杂质不得过 10%。

2. **注意事项**

(1)药材或饮片中混存的杂质与正品相似,难以从外观鉴别时,可称取适量,进行显微、化学或物理鉴别试验,证明其为杂质后,计入杂质重量中。

(2)个体大的药材或饮片,必要时可破开检查有无虫蛀、霉烂或变质情况。

(3)杂质检查所用的供试品量,除另有规定外,按药材和饮片取样法称取。

二、杂质限量标准

1. **净药材的杂质限量标准** 《中国药典》(2015 年版)一部对 68 味净药材中所含的杂质限量做了如下规定。

(1)杂质不得过 1%:北五味子、南五味子、原豆蔻(豆蔻)、苘麻子。

(2)杂质不得过 2%:大蓟、小蓟、广藿香、瓦松、布渣叶、龙脷叶、老鹳草、合欢花、红花、印尼白蔻(豆蔻)、连钱草、青葙子、苦地丁、乳香珠、狼毒、银杏叶、商陆、锁阳、鹅不食草、蔓荆子、罂粟壳、槲寄生、薏苡仁。

(3)杂质不得过 2.5%:鸦胆子。

(4)杂质不得过 3%:三白草、山茱萸、女贞子、石韦、白蔹、地锦草、荜茇、巫山淫羊藿、淫羊藿、青翘(连翘)、薪蓂、黑芝麻、僵蚕、颠茄草中直径超过 1cm 的颠茄茎。

(5)杂质不得过 3.5％：飞扬草。

(6)杂质不得过 4％：丁香、小茴香、仙茅、白薇、沙棘、穿山甲、颠茄草中颜色不正常(黄色、棕色或近黑色)的颠茄叶。

(7)杂质不得过 5％：土鳖虫、升麻、北豆根、补骨脂、草乌、急性子、麻黄、黑种草子、酸枣仁。

(8)杂质不得过 6％：石榴皮、地龙、侧柏叶、番泻叶。

(9)杂质不得过 7％：吴茱萸。

(10)杂质不得过 8％：金钱草。

(11)杂质不得过 9％：老翘(连翘)。

(12)杂质不得过 10％：天然没药、原乳香、蒲黄(不能通过七号筛的杂质)。

(13)杂质不得过 15％：胶质没药。

2. 饮片的杂质限量标准 《中药饮片质量通则》对不同药用部位来源的饮片所含杂质限量做了如下规定。

(1)杂质不得过 2％：根及根茎类、藤木类、叶类、花类、皮类、动物类、矿物类、菌藻类。

(2)杂质不得过 3％：果实类、种子类、全草类、树脂类。

(3)杂质不得过 10％：需去毛、刺的药物。

第三节　其他加工技术

一、碾捣

某些矿物、动物、植物类药物，由于质地坚硬或形体甚小，不便切制，不论生熟，均须碾碎或捣碎，以便于调剂和制剂，使其充分发挥疗效。

1. 操作方法　将净药物置碾盘上碾压，或置于铁研船中串压，或置于捣筒中捶捣，以达到规定粒度的方法。

2. 注意事项　矿物类、甲壳类药物需提前碾捣碎，或煅、煅淬后粉碎或碾捣碎。含有脂肪油或挥发油多的药物宜临用时捣碎，以防泛油。形体很小的根及根茎类药物须在调剂时捣碎。

二、制绒

制绒是指净药物置于碾盘上或置于铁研船内，碾压或串压成绒状，以缓和药性或便于应用。

1. 操作方法

(1)大腹毛(大腹绒)：春末至秋初采收成熟的槟榔果实，煮后干燥，剥取果皮，打松或碾捣成纤维性绒状，晒干。

(2)艾绒：取净艾叶，碾轧成絮绒状，以便于制备"灸"法所用的艾条或艾炷。

(3)麻黄绒：取麻黄段，碾轧成纤维性绒状，以缓和发汗之力。

2. 注意事项

(1)大腹皮为未成熟槟榔的果皮，而大腹毛为成熟槟榔的果皮纤维。

（2）制备艾绒时,应先除去叶柄及杂质。

三、拌衣

将药物表面用水湿润,使辅料黏附于药物表面上,从而起到一定的治疗作用。

1. 操作方法

（1）朱砂拌:有两种方法。①干拌法,适用于朱砂细粉易附着的药物。方法是将净药物置于烧杯或瓷盆等适宜容器内,加入定量朱砂细粉,晃动或翻动至药物表面均匀挂满一层朱砂衣为止。②湿拌法,适用于所有可用朱砂拌的药物。方法是将净药物置于烧杯或瓷盆等适宜容器内,加适量水将药物湿润,再加入定量朱砂细粉拌匀,晾干。一般每100kg净药物,用朱砂粉2kg(灯心草用6.25kg)。如茯神、茯苓、远志、灯心草、麦冬、龙骨、龙齿等,朱砂拌后能增强宁心安神的作用。

（2）青黛拌:将净药物置于烧杯或瓷盆等适宜容器内,加适量水将药物湿润,再加入定量青黛细粉拌匀,晾干。一般每100kg净药物,用青黛粉2kg。如灯心草,青黛拌后有清热凉肝作用。

2. 注意事项

（1）拌制要均匀,用湿法拌制要及时干燥。

（2）朱砂不溶于水,入煎剂时不宜用拌衣法。

四、揉搓

1. 操作方法　取净药物,片大而脆的桑叶可用手揉搓成小碎片,松软而呈丝条状的竹茹用手盘成团,以便于调剂和制剂。

2. 注意事项　揉搓后的桑叶小碎片应全部通过传统竹筛一号筛的筛孔。

实训一　药材及饮片的净制及净度检查

【实训目的】

（1）具有对药材熟练净选加工的能力。

（2）会使用药筛、簸箕等传统净制器具。

（3）会对净选后的饮片进行质量检测。

【实训内容】

（1）清除杂质,如山茱萸、牵牛子、菊花、昆布。

（2）分离或清除非药用部位,如草果、金樱子、枇杷叶、斑蝥、麻黄、莲子。

【实训器材】

药筛、罗、簸箕、笊篱、瓷盆、小刀、锤子、铜丝刷、放大镜(5～10倍)、台秤、振荡式筛药机、风筛机等。

【实训方法】

1. 净制操作方法

（1）山茱萸:将山茱萸置于药匾或拣选工作台上,将其所含的果柄、带核的果实、霉败品等挑拣除去。所含杂质不得超过3%。

(2)牵牛子:量少者,用簸箕或用传统的五号竹筛(筛孔内径约为3mm)将牵牛子中的干瘪种子和灰屑筛簸去;量多者,用筛药机筛簸。所含杂质不得超过3%。

(3)菊花:用手将菊花中霉败的花朵和果柄挑拣除去。若菊花挤压成团,要用一号竹筛将单朵与成团的花朵分开,将成团者喷淋清水少许,菊花吸湿后即膨胀,散开成完整的单个花朵,及时干燥。所含杂质不得超过2%。

(4)昆布:将除去杂质及硬柄的昆布,用清水泡至膨胀后,再用多量清水搓洗,并每天早、中、晚定时换水以漂洗干净,漂至口尝无咸味时,取出,晾至半干,切成宽丝片,干燥,除去药屑。所含杂质不得超过2%。

(5)草果仁:取净草果,置锅内,用中火加热,炒至果皮鼓起,呈焦黄色,用手容易捏破时,取出,搓碎,筛除片较大的果皮后,再用簸箕簸去隔膜及碎屑,即得净草果仁。所含杂质不得超过3%。

(6)金樱子去毛:取产地没有除净绒毛的金樱子果实,除去杂质,洗净润软,用刀纵切成两瓣,挖去内壁附着的淡黄色绒毛和果核,干燥后即得金樱子肉。所含杂质不得超过3%。

(7)枇杷叶去毛:取原药材,除去杂质,用清水洗净,捞出,上盖湿布,润软。戴上口罩和手套,用钢丝刷或铜丝刷刷净黄色绒毛后,趁软切成宽丝片,干燥,除去药屑。所含杂质不得超过2%。

(8)斑蝥去头、足、翅:戴好口罩和乳胶手套,取原药材,用镊子逐个将头、足、翅除去,即得净生斑蝥。除去的头、足、翅应深埋地下或烧掉。所含杂质不得超过2%。

(9)麻黄茎与根的分离:用挑选法将茎与根分离,分别药用。所含杂质不得超过2%。

(10)莲子心与肉的分离:将莲子洗净,略浸,润软后,用刀纵向剖开,镊取种子中的绿色幼叶及胚根,干燥后即为莲子心;种子中的2枚黄白色肥厚的子叶,干燥后即为莲子肉。所含杂质不得超过3%。

2. 净度检查方法

(1)操作方法:取上述净制药材各100g,摊开,用肉眼或放大镜(5~10倍)观察,将杂质拣出,再通过适当的筛将不能挑拣的杂质筛出,合并杂质称重或分别称重,计算杂质在供试品中的含量(%)。

(2)杂质限量标准:①山茱萸、牵牛子、草果仁、金樱子、莲子所含杂质不得过3%;②菊花、昆布、枇杷叶、斑蝥、麻黄所含杂质不得过2%。

【注意事项】
(1)净选加工后的药物应符合药用净度标准。
(2)去毛操作时要注意劳动保护。
(3)加工斑蝥时,要严防中毒,并执行《医疗用毒性药品管理办法》。

【思考题】
1. 试述净选加工的目的。
2. 枇杷叶入煎剂时,为什么可以不去毛?

(宋 磊)

第二章 饮片切制技术

饮片切制是指将净选后的中药材进行软化处理,再切制成具有一定形状和规格饮片的方法。饮片的厚薄直接影响到临床疗效,一般按药材的质地不同采取"质坚宜薄,质松宜厚"的切制原则,才能达到贮藏过程中"薄而不碎",煎煮过程中"细而不粉"的目的。

除少数中药材如鲜石斛、鲜芦根、鲜生地黄、丝瓜络、竹茹、谷精草、鸡冠花、通草、灯心草等可鲜切或干切外,大多数干燥的中药材,切制前需软化处理,使其由硬变软,质地柔软适中,以利于切制。

第一节 切制前的软化技术

一、软化操作技术

1. 淋法

(1)操作方法:将药材整齐堆放,平铺,用喷壶均匀喷淋清水(一般2~4次,喷淋的次数根据药材质地和季节灵活掌握,并控制水量),并上下翻动,待药材全部渍湿后,上盖湿物(麻袋等)润制,及时检查软硬程度,若没被润软,可再次喷淋清水,直至达到适合切制的程度。此法多适用于气味芳香、质地疏松的全草类、叶类、果皮类,以及有效成分易随水流失的药材。如益母草、薄荷、荆芥、佩兰、香薷、枇杷叶、陈皮、黄柏等。

(2)注意事项:淋法处理后的药材,不要带水堆积,以防色泽变暗或返热烂叶;每次软化的药材量以当日切完为度;切制后的饮片应及时干燥,以保证质量。

2. 洗法

(1)操作方法:洗药池内注入多量清水,将待软化药材置池内淘洗(一般30分钟以内),捞出,堆积于润药台上,上盖湿物润制,若检查没被润软,再喷淋清水,继续润制,直至达到适合切制的程度。但含淀粉、黏液质多的药物(如北沙参等)为防止润制时发黏,要快速洗涤并及时捞出,在润药台上摊开,上面不盖湿物,在阴凉处进行晾润,若检查没被润软,再喷淋清水,再晾润,直至达到适合切制的程度。此法适用于质地松软、水分易渗入及有效成分易溶于水的药材。如丹参、五加皮、瓜蒌皮、白鲜皮、合欢皮、南沙参、石斛、瞿麦、防风、龙胆、北沙参、细辛、蒲公英、紫菀、地丁等。

(2)注意事项:大多数药材洗一次即可。但有些药材附着较多的泥沙等杂质,则需用水洗数遍,每次用水量不宜太多,洗毕后取一定量的样品再置于清水中洗涤,水中不应有明显的沉积物。在保证药材洁净和易于切制的前提下,应快速洗涤,尽量缩短药材与水接触的时间,防止药材"伤水"和有效成分的流失。

3. 泡法

(1)操作方法:将洗净后的药材置洗药池内,注入清水至淹没药材,放置一定时间(视药材的质地、大小和季节、水温等灵活掌握),通常中间不得换水。一般性药材浸泡至约六成透(内部约有四成干心)时,易"下色"的药材浸泡至水液略呈药材色泽时,捞出,放容器内盖严,润制。闷润过程中,要勤检查,如果出现发热、发黏、有霉败味等现象时,要及时倒出,用多量清水浇淋,略凉后再闷润,直至内无干心(内部有潮湿的痕迹),达到适合切制的程度。此法适用于质地坚硬,水分较难渗入的药材。如白术、大黄、萆薢、天花粉、木香、乌药、土茯苓、泽泻、姜黄、三棱等。

(2)注意事项:泡法要本着"少泡多润"的原则,防止药材"伤水"。质轻遇水漂浮的药材,如枳壳、青皮等,浸泡时要压以重物,使其完全浸入水中。

4. 漂法

(1)操作方法:将药材置于多量清水中,每日换水 2～3 次(古代一般用长流水漂制),漂去有毒成分、盐分等,并使药材软化,利于切制或炮炙。此法适用于毒性药材和富含盐分的药材。如天南星、半夏、附子、川乌、草乌、咸苁蓉、昆布、海藻等。

(2)注意事项:漂的时间根据药材的质地、季节、水温灵活掌握。毒性药材漂至口尝微有麻舌(辣)感,含有盐分的药材漂至口尝无咸味,并要结合润法润至适合切制的程度。

5. 润法

(1)操作方法:将淋、洗、泡过的药材,置于适宜的容器内密闭,或堆积于润药台上以湿物遮盖或不遮盖,保持湿润状态,使药材外部的水分徐徐渗入药材组织内部,以达到柔软适中,适合切制的程度。润法有多种方法。

1)浸润:以定量水或其他溶液浸渍药材,经常翻动,使水分缓缓渗入内部,以"药透水尽"为度。如酒浸黄连,水浸郁金、枳壳、枳实等。

2)伏润(闷润):质地致密且坚硬的药材,经水洗、泡或用辅料处理后,装缸(坛)等容器内,在基本密闭条件下进行闷润,使药材内外软硬一致,达到适合切制的程度。如郁金、川芎、白术、白芍、山药、三棱、槟榔等。

3)露润(吸潮回润):将干燥的中药材直接摊放于湿润而垫有篾席的地上,使其自然吸潮回润,达到适合切制的程度。如当归、玄参、牛膝等。

4)盖润:经过淋、洗处理的药材,置于润药台上,用湿物(麻袋等)遮盖,使水分渗入内部,达到适合切制的程度。如益母草、丹参、板蓝根、桔梗、独活、茜草、秦艽等。

5)晾润:将抢水洗后的药材,置于阴凉通风处,摊开,不加遮盖,使部分水分渗入内部。若没被润软,要喷淋清水,继续滋润至适合切制的程度。如北沙参、茯苓皮等。

6)复润:有些药材闷润一次难以润透,在闷润至发热或稍发黏时,取出,用清水洗涤,稍经晾晒后再行闷润,如此反复操作,直至药材润透,达到适合切制的程度。如大黄、何首乌、乌药、常山、三棱、泽泻、川芎、白芷等。

(2)注意事项:润制时间长短视药材质地及季节而定。润制过程中要勤检查,若出现发热、发黏、变红、变味等现象,应立即用清水快速洗涤,摊开晾晒后再适当闷润,否则影响饮片外观和内在质量。润药得当,既能保证质量,又可减少有效成分损失。饮片切制传统有"七分润工,三分切工"之说,可见润药的重要性。

6.蒸法

(1)操作方法:将净药物,用水洗涤干净,置于笼屉等适宜的蒸制容器内,用水蒸气蒸透或蒸软,取出,趁热润至适合切制的程度,切片,干燥。

(2)注意事项:蒸前要将药物大小分档,使蒸制药物的程度均匀一致;蒸制时一般先用武火,待"圆汽"后改用文火,保持有足够的蒸汽;要控制蒸制时间。

7.煮法

(1)操作方法:取净药材,用水浸泡至透,置于适宜容器内,加水没过药材表面,先用武火煮沸后,再改用文火加热,煮至内无白心时,取出,切片,干燥,如乌头。将干燥的净药材直接投入多量沸水中,煮沸一定时间,取出,闷润,切片,干燥,如黄芩。

(2)注意事项:药物要大小分档,分别煮制;注意掌握加水量,煮制时间长者用水宜多,时间短者用水宜少;注意掌握火力,一般先用武火煮沸后,再改用文火,保持微沸,使水分向药材组织内部渗透。

8.砂润法

(1)操作方法:取一个下部镂空的容器,装入中等粗细的河砂,用水饱和后(至漏水口有水滴出为度),将大小分档的药材埋入湿砂内,每天淋水一次,使砂中的水分逐渐渗入药材组织内部,以达到软化、适合切制的程度,如大黄、槟榔、山药等。

(2)注意事项:淋水不宜过多,保持砂湿润即可。

9.鹿茸软化法

(1)操作方法:将鹿茸置酒精灯上燎去茸毛,用刀器(瓷片或玻片)将焦毛刮去,再用布缠绕茸体,锯口面朝上,自锯口小孔处灌入热白酒至满,稍润或稍蒸至适合切制的程度,趁热横切成薄片,压平,干燥。

(2)注意事项:用刀器刮去毛时,不要将皮刮破;茸体要用布带缠紧,以防灌酒后崩裂,影响鹿茸片的质量。

10.胶类软化法

(1)操作方法:将整块阿胶平铺于烘箱内,60℃左右烘软,趁热用刀和剪子切制成6～10mm的立方块,习称"阿胶丁",以备用蛤粉烫制。

(2)注意事项:软化时温度不可过高,以防阿胶熔化或膨化;切制阿胶丁不可过大,以免蛤粉烫制时内部不能完全膨化。

二、药材软化程度的检查方法

1.传统检查方法　传统上,把药材软化程度的检查称为"看水头"或"看水性",是传统的经验判断方法,需要对不同药材反复练习,才能掌握其技巧。

(1)弯曲法:有两种方法。一种方法是将软化后的药材握于手中,大拇指向外推,其余四指向内收;另一种方法是用两手握住药材的两端,向相反的方向用力。若药材略弯曲而不易折断,即为合格。此法适用于长条状药材的检查,如白芍、山药、木通、木香等。

(2)指掐法:软化后的药材用手指甲能掐入表面,即为合格。此法适用于团块状药材的检查,如白术、白芷、天花粉、泽泻等。

(3)穿刺法:软化后的药材用铁扦能刺穿而无硬心感,即为合格。此法适用于粗大块状药材的检查,如大黄、泽泻、虎杖等。

（4）手捏法：软化后的药材若用手捏粗的一端，感觉其较柔软，即为合格。此法适用于不规则的根与根茎类药材的检查，如白芷、当归、独活等。

（5）手握法：软化后的药材用手握无"吱吱"响声而无坚硬感，即为合格。此法适用于某些体积小的块根、果实等药材的检查，如延胡索、枳实、雷丸等。

（6）刀劈法：软化后的药材用刀剖开，若剖面约有六成透，应捞出，再用润法闷润至内心有潮湿的痕迹，即为合格。此法适用于大多数药材的检查，特别适用于质地坚硬、块大药材的检查，如泽泻、大黄等。

2．通则检查方法

《中药饮片生产过程质量标准通则（试行）》规定：经软化后的药材，必须无泥沙等杂质，无伤水、腐败，无霉变异味，软硬适度。同时，对药材软化程度的检查方法、软化后的质量做了明确的规定。

（1）检查方法。

1）取定量样品，用下列方法拣出未润透和水分过大的药材，合并称重计算。①刀劈：质地坚硬的药材用刀劈开，内心应有潮湿痕迹；②指掐：团块状的药材用指甲应能掐入药材表体；③穿刺（针刺法）：用钢针穿刺药材中心，应无坚硬感；④弯曲：长条形药材用手弯曲，应曲而不折断；⑤口尝：断面应无咸味或略有麻辣感；⑥鼻闻：应无或微有腥味。

2）表面泥土较重的药材，取定量样品置于清水中淘（冲）洗，洗水不得明显浑浊。

（2）限量标准。

1）喷淋：经清水喷淋的药材应略润或润透。未润透或水分过大者不得超过5％。

2）淘洗：经清水淘洗、冲洗或抢水洗的药材，不得伤水。水分过大或未润透者不得超过5％。

3）浸泡：经清水或液体辅料浸泡的药材，应软硬适度，不流失有效成分。未泡透者不得超过5％，伤水者不得超过3％。

4）漂洗：需去除腥味、咸味、毒性或需浸洗透心的药材，漂洗后应无或微有腥味、咸味，内无白心；有毒药材应略有麻辣味。不得有霉变、腐烂、酸败。

5）润：经清水润过的药材，应软硬适度，不伤水、不酸败，润透程度一致。未润透者不得超过10％。

6）浸渍：经清水或液体辅料浸渍的药材，未渍透者不得超过5％。

实训二　中药材的软化及软化程度检查

【实训目的】

（1）学会常用药材的软化方法和软化程度检查方法。

（2）能熟练进行常用药材的软化处理。

【实训内容】

药材软化：益母草、丹参、槟榔、黄芩。

【实训器材】

盆、竹匾、麻袋、缸、蒸煮容器、电炉、润药池、片刀、钢针等。

【实训方法】

1. 软化方法

(1)益母草的淋法软化:将拣净杂质、抖去叶子的益母草,整齐地平铺在水泥地面上,喷淋清水,使全部渍湿,上盖湿麻袋滋润软化,润至用弯曲法检查茎枝柔韧,较粗的茎枝还能断裂时,即可进行切制。

(2)丹参的洗法软化:将除去残茎及杂质的丹参,置于洗药池内洗涤干净,捞出,上盖湿麻袋滋润软化。如1次不能润软,要喷淋清水复润1次。润至用手握法检查无坚硬感时,即可进行切制。

(3)槟榔的泡法软化:将分档后的槟榔,置于清水中浸泡(春冬5～6天,夏秋3～4天),至约六成透,捞出,置于缸或桶内,上盖湿物,再用缸盖或桶盖密闭,闷润3～4天,每天淋水1～2次,润至用刀劈法检视内无干心时,取出。或用砂润法润至适合切制的程度。

(4)黄芩的加热法软化:取净黄芩分开大小条,置笼屉内蒸制30分钟,或置于盛有多量沸水的锅中煮制10分钟,不断上下翻动,蒸煮至用手折之略弯曲,立即捞出,趁热置于容器内闷润8～12小时,使内外湿度一致。

2. 软化程度的检查

(1)检查方法:分别取上述软化的药材500g,称定重量,按《中药饮片生产过程质量标准通则(试行)》规定的检查方法,拣出未润透和水分过大的药材,合并称重计算。

(2)限量标准:①益母草未润透或水分过大者不得超过5%;②丹参水分过大或未润透者不得超过5%;③槟榔未泡透者不得超过5%,伤水者不得超过3%;④黄芩未蒸煮透者不得超过3%。

【注意事项】

(1)药材软化时吸水量要适当,防止"太过"或"不及"。

(2)药材在水中软化至六成透时,要捞出用润法继续软化。

(3)对易下色的药材,要泡至水液微呈药材的色泽,再用润法软化。

【思考题】

1. 黄柏是树皮类药物,为什么要用淋法软化?

2. 药材软化应遵循的原则是什么?

第二节　饮片切制技术

饮片切制,传统用手工切药刀,现代大生产多用切药机进行切制。全国各地的手工切药刀不甚相同,但切制方法基本相似,目前多用于切制比较美观、商品价值高的饮片。

一、手工切药刀切制技术

1. 切药刀的部件

切药刀(图2-1)主要由刀片、刀床、刀鼻、放药斗、压板、压板床、蟹爪钳(又称槟榔钳)等部件组成。用于切制根及根茎类、藤木类、果实类、全草类药材。

(1)刀片:切药刀一般分祁州刀和南刀。祁州刀的刀片较厚,分量较重。南刀的刀片较薄,分量较轻。两种刀片均为一面凸起,一面凹进。

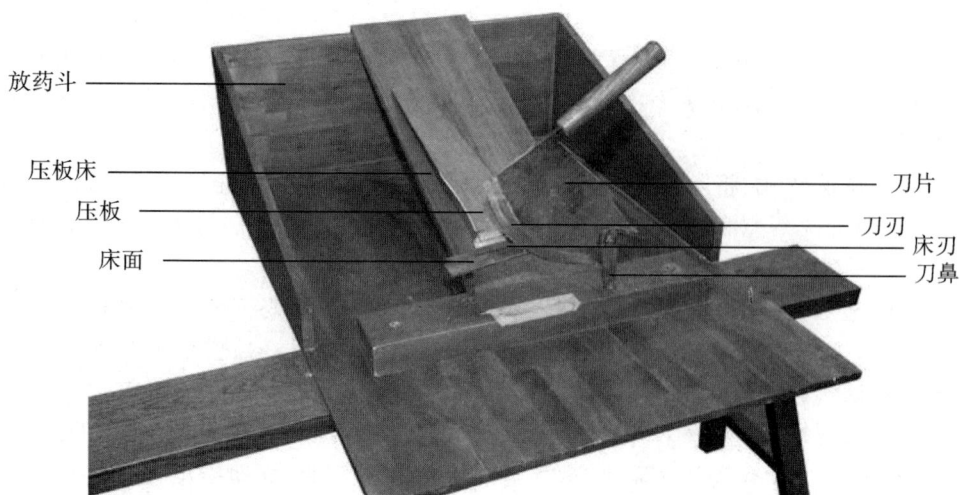

图 2-1　切药刀

（2）刀床：刀床的床面平滑；床刃平直，与刀刃组成钳形，以便将药材切成饮片。

（3）刀鼻：又称象鼻，由刀床鼻和刀片鼻组成。用坚硬的木质刀轴从刀鼻中穿过，将刀片固定在刀床上。

（4）放药斗：为木质长方形药斗，切药刀及刀床固定在其中间位置而将药斗分为两部分，左侧部分有斗壁，用于盛放未切制的药材，右侧部分无斗壁，用于盛放切制好的饮片。

（5）压板：压板为镶嵌锯齿形铁片的柳木薄板。使用时，左手小鱼际有节奏地下压。

（6）压板床：压板床为木质厚板，斜放斗壁上，推动压板向前移动。

（7）蟹爪钳（图 2-2）：又称槟榔钳，由铁质或不锈钢制成。切"个货"药材时用钳刃夹住药材，防止药材在刀床上滚动。

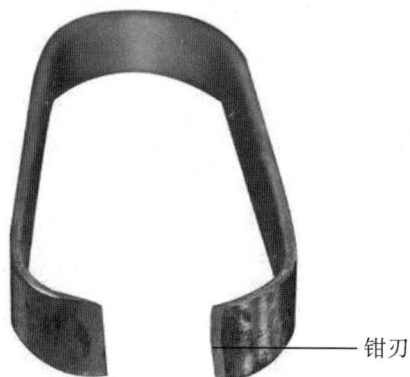

图 2-2　蟹爪钳

2．切药前的准备

(1)磨刀：刀不锋利时要磨刀。手动磨刀要领是：右手握住刀柄，将刀片的凸面置于磨石上，并倾斜成30°～45°角。左手按刀并扣住刀背，两腿叉开，用力推拉，磨至刀刃发青、微向凹面卷曲时，用小磨石打磨平整，用拇指横抹刀刃，有黏指感时，即为锋利。

(2)鐾刀：磨至锋利的刀刃一般有小锯齿向凹面卷曲倾斜，要在布、皮、小磨石等物上把刀两面反复摩擦几下(摩擦时与磨刀的方向相反)，使其锋利、耐用，习称"鐾刀"。鐾刀要领是：操纵稳，角度正，刃口锋利光又平。

(3)合床：刀床的床刃要用锉刀锉平，再用小磨石打磨光滑。用硬木(或螺丝)将刀片固定在刀床上后，将刀紧靠刀床提升和下压4～5次，使刀刃与床刃相吻合，习称"合床"。合床后的切药刀即可用于切制药材。

3．切制方法

手工切制有"把活"和"个活"两种操作手法。

(1)操作方法。

1)"把活"切制方法：将长条形的"把货"药材捋顺成束，堆至一大把后，放刀床上，再用左手拿压板压住、卡紧，左手小鱼际有节奏地下压，压板匀速推送药材至刀口，右手提刀下压，药材即被切成饮片。

2)"个活"切制方法：一种手法是，将槟榔等团块状的"个货"药材，用蟹爪钳的钳刃夹住，再用压板压住蟹爪钳，左手小鱼际有节奏地下压，压板连同蟹爪钳匀速推送药材至刀口，右手提刀下压，药材即被切成饮片；另一种手法是，将润好的单个或2～4个"个货"药材切一平底，竖放在刀床上，用压板压住，推送至刀口切成饮片。

(2)注意事项。

1)切片前要将药材润至适合切制的程度，才能切出合格的饮片。

2)切制时压板要均匀地推送，否则切制的饮片厚薄不均。

二、其他器具切制技术

1．镑法

(1)操作方法：镑刀为一块厚木板上平行镶嵌有多个平行的刀片，两端有手柄。操作时，将软化后的药材用钳夹住并固定，手持镑刀一端，来回镑成极薄的饮片。此法适用于动物角质类药材，如羚羊角、水牛角等。

(2)注意事项：镑法能镑成极薄片，若需要软化处理，切片后要及时干燥。

2．刨法

(1)操作方法：刨刀又称药刨(建昌帮称雷公刨)，类似于木工刨刀。操作时，先将药材固定，用刨刀将药材刨成极薄片或薄片。此法适用于木质或角质类药材，如檀香、松节、苏木、水牛角等。

(2)注意事项：刨法能刨成花样薄片，若药材经软化处理，切片后要及时干燥。

3．锉法

(1)操作方法：锉刀即钢锉。操作时，先将药材固定，用锉刀将药材锉成碎末，或再继续加工研细。有些药材习惯上用其粉末，但由于用量少，一般不宜事先制备，而是随处方加工，如水牛角、羚羊角等。

(2)注意事项:锉成粉末时,应防止粉尘飞扬造成药材损失。

4．劈法

(1)操作方法:劈法用斧类工具,将药材劈成块或厚片。此法适用于动物骨骼类或木质类药材,如鹿角、降香、松节等。

(2)注意事项:劈质硬或体大的药物时(如鹿角等),应先锯成小段,再劈成小块。

5．粉碎　某些质地坚硬的矿物类、贝壳类、化石类药物,或某些形体甚小不便切制的植物类药物,须碾碎、捣碎或粉碎,以便于调剂和制剂。

(1)操作方法:将干燥的中药材或饮片适量,置石碾上碾压,或置铁研船中串压,或置捣筒中捣碎,或用不同型号的破碎机粉碎,破碎至适宜的细度,过筛,即得。

(2)注意事项:药材粉碎前应尽量干燥;药物不宜过度粉碎,达到所需要的粉碎度即可;粉碎毒性或刺激性较强的药物时,应注意劳动保护;粉碎易燃易爆药物时,要注意防火防爆。

三、切制饮片质量检查方法

《中药饮片生产过程质量标准通则(试行)》规定:切制后的饮片应均匀、整齐、表面光洁,片面无机油污染,无整体,无长梗,无连刀片和斧头片,并规定了检查方法。

1．检查方法　取定量供试品,从标准饮片(极薄片厚度为 0.5mm 以下,薄片厚度为 1～2mm,厚片厚度为 2～4mm,短段长度为 5～10mm,长段长度为 10～15mm,块为边长 8～12mm 的方块,细丝宽度为 2～3mm,宽丝宽度为 5～10mm)中拣出不合格片、破碎片和斜长片,分别称重计算。

2．限量标准

(1)不合格饮片:各类不合规格的饮片不得超过 10％。其中,极薄片不得超过该品种标准厚度的 0.5mm;薄片、厚片、丝、块不得超过标准的 1mm;段不得超过标准的 2mm。

(2)破碎片(碎丝):不得超过 8％。

(3)斜长片:不得超过 5％。

(4)总异形片:以上总的异形片不得超过 15％。

实训三　中药材的切制及饮片质量检查

【实训目的】

(1)学会药材的手工切制。

(2)会磨刀、錾刀。

(3)能说出常见的 8 种饮片类型及规格。

【实训内容】

药材的手工切制:益母草、丹参、槟榔、黄芩。

【实训器材】

竹匾、手工切药设备、切药机等。

【实训方法】

1. 手工切制方法

(1)益母草、丹参、黄芩的"把活"切法：用左手捏起长条形的益母草、丹参、黄芩等"把货"药材，捋顺放置刀床上，用右手压住，待堆至一大把后，左手拿压板压住、掐紧，并推送至刀口，右手握刀下压，药材即被切制成饮片。

规格要求：益母草横切成长 10～15mm 的长段，丹参横切成 4mm 的厚片，黄芩横切成 1～2mm 的薄片。

(2)槟榔的"个活"切法：将用泡法软化好的单个槟榔用蟹爪钳夹住，放在刀床上，左手拿压板压住，并推送至刀口，右手握刀下压，槟榔即被切制成片面呈棕白交错大理石样纹理的薄片。

规格要求：槟榔切成 1～2mm 的薄片。

2. 饮片质量的检查 观察上述切制好的饮片，饮片应均匀、整齐、表面光洁，无整体，无长梗，无连刀片和斧头片。从中拣出不合格片、破碎片和斜长片，分别称重计算，应符合《中药饮片生产过程质量标准通则（试行）》的限量规定。

【注意事项】

(1)软化后的药材要捋顺、压紧，否则可能切出败片。

(2)要注意掌握压板向前移动的速度，以使切制的饮片厚度一致。

【思考题】

1. 饮片切制的目的有哪些?

2. 槟榔切制时，为什么要用蟹爪钳夹住后再切?

第三节 饮片干燥技术

切制饮片后必须及时干燥，否则易于变色、酸败甚或霉烂，影响质量。传统用自然干燥法，现代主要用人工干燥法。

一、自然干燥技术

自然干燥是指把切制好的饮片放于药匾、簸箕或晒药台上，置自然光照下晒干，或置阴凉通风处阴干。晒干法适用于大多数中药饮片的干燥；阴干法适用于气味芳香、含挥发性成分较多、色泽鲜艳和受日光照射易变色、走油等中药饮片的干燥。自然干燥时若遇阴雨天气，可根据饮片的性质适当采用烘焙法干燥。中药饮片生产质量管理规范（GMP）规定，净制后的中药材和中药饮片不得直接接触地面，不得露天干燥。因此，自然干燥仅适用于中药材的产地加工。下面介绍药匾晒药技术与技巧。

1. 操作方法 药匾摊撒饮片的技巧和要领是：两手握住药匾，位置为药匾直径的两个端点上，两臂和手腕挺直，用身体带动两臂向药匾周围做离心摆动，在离心力的作用下，饮片均匀地向药匾四周撒开，即被摊开撒匀。药匾离心摆动还可用分解动作：两手握住药匾两端，前后离心，饮片向前后移动，并逐渐撒开；左右离心，饮片向左右移动，并逐渐撒开；前后左右离心，饮片被摊开撒匀。

2. 注意事项 药匾晾晒饮片，要摊薄撒匀。干燥时应保持环境清洁卫生。

二、人工干燥技术

人工干燥是利用一定的干燥设备,对切制后的饮片进行干燥。本法不受气候影响,卫生清洁,并能缩短干燥时间,适宜大量生产。人工干燥的温度,除另有规定外,一般以不超过80℃为宜;含芳香挥发性成分的饮片以不超过60℃为宜。已干燥的饮片需放凉后再贮存,否则,余热会使饮片回潮,易于发生霉变或虫蛀。

目前,大生产主要用热风循环烘箱和翻板式干燥机。热风循环烘箱标准操作规程将在第十二章中介绍。

翻板式干燥机如图2-3,其工作原理是:湿饮片经上料输送带送入干燥室内。室内为由若干个小翻板构成的帘式输送带,共4层,由链轮传动,饮片平铺于帘式输送带上,当小翻板由前端传至末端时,饮片即翻下下层。经4次翻倒,饮片即被烘干。干燥饮片沿出料口经振动输送带进入立式送料器,上输入出料漏斗,下承容器装药。

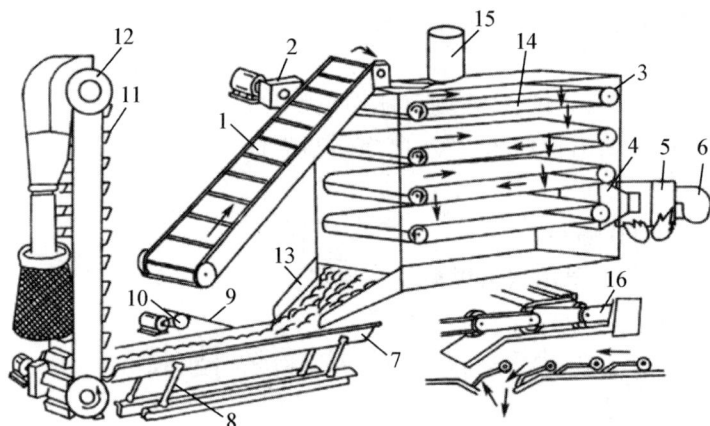

图2-3 翻板式干燥机

1. 上料输送带;2. 减速器;3. 链轮;4. 热风口;5. 燃烧室;6. 鼓风机;7. 振动输送带;8. 弹簧钢板;9. 连杆;10. 偏心轮;11. 立式送料器;12. 皮带盘;13. 出料口;14. 小翻板组成的帘式输送带;15. 排漏气口;16. 链条

三、干燥饮片的质量检查方法

《中药饮片生产过程质量标准通则(试行)》规定饮片干燥后的质量检查方法。

1. 检查方法

(1)外观检查:干燥后的饮片,必须干湿度均匀,保持固有色泽、气味,片型整齐。

(2)水分测定:取定量样品,根据饮片的性质,选择适宜的水分测定方法。《中国药典》(2015年版)四部(通则0832)规定了五种水分测定方法。第一法(费休氏法)包括容量滴定法和库仑滴定法,常用于化学药品中水分的测定;第二法(烘干法)适用于不含或少含挥发性成分的药品中水分的测定;第三法(减压干燥法)适用于含有挥发性成分的贵重药品的水分测定;第四法(甲苯法)适用于含挥发性成分样品和含水量较高的水分的测定,而不适用于微量水分的测定;第五法(气相色谱法)对于是否含挥发性成分,含水量从微量到常量都不影响测定。

2. 限量标准 一般饮片的水分应控制在7%~13%。饮片干燥后不得变色。

实训四 益母草等饮片的干燥及槟榔饮片含水量的测定

【实训目的】
(1)学会饮片干燥的方法。
(2)能根据药材的不同性质,选用适宜的干燥方法。

【实训内容】
饮片干燥:益母草、丹参、槟榔、黄芩。

【实训器材】
竹匾、干燥机等。

【实训方法】

1. 干燥方法
(1)自然干燥:将切制好的益母草和丹参饮片,摊于竹匾或其他容器内,置日光下晾晒,并定时翻动,使其充分干燥。槟榔和黄芩饮片,摊于竹匾或其他容器内,置阴凉处,并定时翻动,使其干燥。传统用吸水纸干燥极薄的槟榔片,即将槟榔饮片置吸水纸上层层铺好后,捆绑结实,吸水干燥。

(2)人工干燥:将饮片用干燥箱或干燥机进行干燥。槟榔、益母草饮片的干燥温度应控制在60℃以下,其他药材的干燥温度应控制在80℃以下,并定时翻动,至全部干燥时,取出,放凉。

质量标准:干燥后的饮片不得变色,含水量应控制在7%～13%。

2. 槟榔饮片含水量测定 槟榔中含有受热易散失的槟榔碱,因此可选用《中国药典》(2015年版)四部(通则0832)的第三法(减压干燥法)测定水分。

(1)水分测定法:取直径12mm左右的培养皿,加入新鲜五氧化二磷干燥剂适量,铺成0.5～1cm厚度,放入直径30cm的减压干燥器中。取供试品2～4g,粉碎过二号筛,并混合均匀,分取0.5～1g,置已在供试品同样条件下干燥并称重的称量瓶中,精密称定,打开瓶盖,放入上述减压干燥器中,减压至2.67kPa(20mmHg)以下持续0.5小时。室温放置24小时。在减压干燥器出口连接新鲜无水氯化钙干燥管,缓缓打开活塞,待内外压一致后,关闭活塞,打开干燥器,盖上瓶盖,取出称量瓶迅速精密称定重量。计算供试品中的含水量(%)。

(2)水分限量标准:含水量应控制在7%～13%。

【注意事项】
(1)自然干燥应保持环境清洁,人工干燥应注意干燥的温度。
(2)槟榔、黄芩饮片不宜暴晒,丹参应当日干燥,以免饮片由砖红色变为暗紫色。
(3)测定水分用的干燥剂五氧化二磷和无水氯化钙应保持有效状态。

【思考题】
1. 槟榔、黄芩饮片干燥时,为什么不宜暴晒?

(沈　伟)

第三章 炒制技术

炒法是中药炮制最常用的方法之一,分为清炒法和加辅料炒法两种方法。少量药物用传统的手工炒药法炒制,大批量药物用机械炒制。

手工炒药一般用铁锅、药撮、药铲、炊帚、药筛等器具,分预热、投药、翻炒、出锅四个操作步骤。

1. 预热 用一定的火力加热炒药锅,待锅温适宜后再投入药物进行炒制。传统用手来判断或预试锅温,方法是:将手掌平悬于距热锅底约 8cm 处,用热锅烤炙手掌皮肤的热度来推断锅温是否适中。不同的火力烤炙皮肤的热度不同,此操作技能性强,需经实践才能掌握。

2. 投药 锅温适宜后,应迅速投入净选、分档后的药物。投药量的多少要根据锅的大小和药物体积而定,原则是少量分锅炒,投药太多易使药物受热不均匀。

3. 翻炒 投药后,应用药铲(或炊帚)等工具迅速搅拌或翻炒,操作要快、要勤,使药物均匀受热。翻动时,要求每次下铲都要露锅底,俗称"亮锅底",以免药物长时间停留锅底受热而导致程度太过。

4. 出锅 炒至规定的程度时,要立即将其取出,俗称"出锅"。出锅要迅速,以免药物炮制程度"太过",并应及时摊晾,除去药屑。

第一节 清炒技术

清炒是将净选或切制后的药物,置于温度适宜的炒制容器内,不加辅料,用不同火力连续加热,并不断翻动或搅拌,使之达到一定程度的方法。清炒分为炒黄、炒爆、炒焦和炒炭等方法。

一、炒黄法

炒黄是将净选或切制后的药物,置于温度适宜的炒制容器内,用文火(少数用中火)加热,炒至药物呈黄色或色泽加深,并透出香气的方法。

1. 操作方法

(1)净制:取药物,除去杂质,大小分档。

(2)预热:根据药物的性质,用文火(苍耳子用中火)加热,使炒药锅的热度达到药物炒爆时所要求的温度。

(3)炒制:将净药物置于温度适宜的炒药锅内,用文火或中火加热,快速翻炒,使药物均匀受热,炒至适中的程度后,立即出锅,放凉,除净药屑。

(4)收贮:将符合成品质量标准的饮片,经包装后,按《中国药典》规定及时贮藏。

2. 注意事项

(1)药物炒前应净制、大小分档。

(2)炒制时火力和加热时间要适宜,防止程度不及或太过。

(3)翻搅要均匀,出锅要迅速。

(4)炒酸枣仁时不宜久炒,否则会油枯而失效。

二、炒爆法

炒爆是将净选后的种子类药物,置于温度适宜的炒制容器内,用中火炒至药物大部分爆成白花,并透出香气的方法。此法适用于王不留行、水红花子的炒制。

1. 操作方法

(1)净制:取药物,除去杂质。

(2)预热:用中火加热,使炒药锅的热度达到药物炒爆时所要求的温度。可用药物试锅温,向中火加热的锅内投放几粒王不留行,如果稍停即爆花,即可判定锅温适中。

(3)炒制:取少量净药物,置于温度适宜的热锅内,用中火加热,炊帚翻搅。搅动中锅内有急促、连续的爆鸣声时,要稍停,至爆鸣声稍少时,再搅动。如此搅动和稍停三次,即可大多数爆开白花,取出,放凉。

(4)收贮:将符合成品质量标准的饮片,经包装后,按《中国药典》规定及时贮藏。

2. 注意事项

(1)炒制时要中火加热,过低不易爆花,过高又易焦糊。

(2)每次炒制量不宜过多,否则受热不均,爆花率低。

三、炒焦法

炒焦是将净选或切制后的药物,置于温度适宜的炒制容器内,用中火炒至药物表面呈焦黄色或焦褐色,内部色泽加深,并透出焦香气味的方法。

1. 操作方法

(1)净制:取药物,除去杂质,大小分档。

(2)预热:用中火(槟榔炒焦用文火)加热,使炒药锅的热度达到药物炒焦时所要求的温度。

(3)炒制:取净药物置于温度适宜的炒药锅内,用中火加热,快速翻炒,使药物均匀受热,炒至适中的程度时,立即出锅,放凉,除净药屑。炒焦时焦化程度要求重的药物(如山楂、苍术等),若出现火星,须及时喷淋清水少许,再炒干,取出,晾凉。

(4)收贮:将符合成品质量标准的饮片,经包装后,按《中国药典》规定及时贮藏。

2. 注意事项

(1)大小不等的药物要分档。

(2)药物焦化程度较重者,需喷水降温,防止程度"太过"。

(3)出锅后要散尽余热和湿气再收贮。

四、炒炭法

炒炭是将净选或切制后的药物,置于温度适宜的炒制容器内,用武火或中火加热,炒至药物表面焦黑色或焦褐色,内部存性的方法。

1. 操作方法

(1)净制:取药物,除去杂质,大小分档。

(2)预热:根据药物的性质,选用适宜的火力(中火或武火)加热,使炒药锅的热度达到药物炒炭时所要求的温度。

(3)炒制:将药物置于温度适宜的炒药锅内,用武火或中火加热,不断翻炒,使药物均匀受热,炒至黑色、存性时,喷淋清水少许,灭尽火星,取出,晾干,除去药屑。

(4)收贮:将符合成品质量标准的饮片,经包装后,按《中国药典》规定及时贮藏。

2. 注意事项

(1)药物应大小分档。

(2)要控制好火力。一般质地坚实、片厚的药物宜用武火;质地疏松的花、叶、全草类及片薄的药物宜用中火。

(3)出现火星要及时喷洒适量清水,以免燃烧,失去存性。

(4)出锅后要及时摊开晾凉,待散尽余热和湿气,检查无复燃可能后,再收贮。

实训五 酸枣仁等药物的炒制

【实训目的】

(1)学会清炒法的操作方法和质量判定标准。

(2)会正确使用火力、准确判断火候。

【实训内容】

(1)炒黄,如酸枣仁、芥子、牵牛子、莱菔子。

(2)炒爆,如王不留行。

(3)炒焦,如山楂、麦芽、槟榔、栀子。

(4)炒炭,如地榆、干姜、蒲黄、槐花、荆芥。

【实训器材】

炉子、炒药锅、药铲、瓷盆、筛、温度计、天平、竹匾等。

【实训方法】

1. 炒黄

(1)操作方法:取净药物,置于温度适宜的热锅内,用文火加热炒至适中的程度时,立即取出,放凉,除净药屑。

(2)成品性状。

1)炒酸枣仁鼓起,呈紫红色,微有焦斑,有裂纹,略有焦香气。

2)炒芥子呈微黄色至深黄色(炒白芥子)或深黄色至棕褐色(炒黄芥子),偶有焦斑,有香辣气。

3)炒牵牛子色泽加深,鼓起,有裂隙,微具香气。

4)炒莱菔子鼓起,色泽加深,质酥脆,气微香,味淡,微苦、辛。

2. 炒爆

(1)操作方法:取少量王不留行净药物,置于温度适宜的热锅内,用中火加热,炊帚翻搅。

按炒爆法炒至大多数爆开白花,取出,放凉。

(2)成品性状:炒王不留行种皮爆裂,85%以上爆成类球形白花,质松脆,有香气。

3．炒焦

(1)操作方法:取净药物,置于温度适宜的热锅内,用中火加热,炒至药物表面呈焦黄色或焦褐色,带有焦斑,并透出焦香气味时,迅速出锅,放凉,除净药屑。焦山楂等焦化程度较重者,出锅前还要喷淋少许清水降温,以防焦化面继续扩大。

(2)成品性状。

1)焦山楂表面焦褐色,内部黄褐色,有焦香气,酸味减弱。

2)焦麦芽微鼓起,少部分爆花,表面焦褐色或焦黄色,有焦斑、焦香气,味微苦。

3)焦槟榔表面焦黄色,质脆,易碎,气微,味涩、微苦。

4)焦栀子表面焦褐色或焦黑色,果皮内表面棕色,种子表面黄棕色或棕褐色,气微,味微酸而苦。

4．炒炭

(1)操作方法:取净药物,置于温度适宜的热锅内,地榆、干姜用武火加热,蒲黄、槐花、荆芥用中火加热,不断翻炒至规定程度,喷洒清水少许,灭尽火星,略炒干,取出,摊晾。

(2)成品性状。

1)地榆炭表面焦黑色,内部棕褐色,味微苦、涩。

2)姜炭表面焦黑色,内部棕褐色,体轻,质松脆,味微苦、微辣。

3)蒲黄炭棕褐色或黑褐色,具焦香气,味微苦、涩。

4)槐花炭表面焦黑色,手捻粉末呈褐色,保留原药外形。

5)荆芥炭表面黑褐色,内部焦褐色,略具焦香气,味苦而辛。

【注意事项】

(1)药物炒前要净选和大小分档。

(2)酸枣仁炒黄时火力不宜过大,时间不宜过久,否则油枯失效。蒲黄如已结块,炒时应搓散团块。

(3)炒时要勤翻动,但王不留行翻炒不宜过快,否则影响其爆花率及爆花程度。

(4)炒炭时若出现火星要及时喷洒适量清水,以免燃烧,失去存性。出锅后,要及时摊开晾凉,待散尽余热和湿气,检查无复燃可能后,再收贮。

【思考题】

1．试述所炒药物的操作要点、成品性状及炮制作用。

2．在药物炒炭过程中,是如何控制"存性"的?举例说明。

3．在实训中,炒制的药物质量规格如何?如出现"太过"或"不及",原因何在?

第二节　加辅料炒技术

加辅料炒是将净选或切制后的药物与固体辅料共同拌炒的方法,亦称加固体辅料炒、辅料拌炒或拌炒。

一、麸炒法

麸炒是将净选或切制后的药物用麦麸熏炒的方法,亦称麦麸炒或麸皮炒。

1. 操作方法

(1)净制:取药物,除去杂质,大小分档。

(2)麦麸的处理:将麦麸用二号罗罗去面粉和碎麸,留用片大者。也可用蜜麸或糖麸。制备方法是:在炼蜜或红糖中加入适量开水,趁热喷洒在麸皮上(麸皮、蜂蜜或红糖、清水的比例为10:2:1),边喷边搅拌,使炼蜜或红糖被麸皮均匀吸收,然后搓压过筛,干燥,或置锅内用微火炒至黄褐色,放凉。

(3)预热:用中火加热,麸炒法的锅温最好用麦麸来判断。方法是:往中火加热的锅底及其周围各对称点上撒少许麦麸,若稍停即焦化冒烟,又无火星出现,即可判定锅温适中。

(4)炒制:将麦麸均匀、快速地撒入温度适宜的热锅内,用中火加热,待起烟时,立即投入已经分档的净药物,不断翻动,并适当控制火力,炒至药物表面呈黄色或深黄色时,迅速取出,立即用铁丝筛筛去麦麸和药屑,摊晾。除另有规定外,一般每100kg净药物,用麦麸10~15kg。

(5)收贮:将符合成品质量标准的饮片,经包装后,按《中国药典》规定及时贮藏。

2. 注意事项

(1)药物炒前要分档,使熏炒的时间和色泽一致。

(2)麦麸以片大者为佳,以免麦麸很快焦化完全,导致烟气不足。

(3)药物以干燥为宜,以免药物黏附焦麦麸。

(4)撒麸要均匀,操作要迅速,以免药物受热不均或程度太过。

(5)程度适中后要快速出锅,筛去麦麸,以免影响成品质量。

二、米炒法

米炒是将净选或切制后的药物与米同炒的方法,亦称米拌炒。

1. 操作方法

(1)净制:取药物,除去杂质,大小分档。

(2)预热:用中火加热,使炒药锅的热度达到药物米炒时所要求的温度。

(3)炒制:米炒法有两种操作方法。①拌米法:将米撒入温度适宜的热锅内,用中火加热,待米冒烟时,投入净药物,拌炒至米呈黄棕色时,取出,去米,摊晾;②贴米法:将渍湿的米撒入热锅内,使其均匀平贴于锅底,用中火加热,待米冒烟时,投入净药物,轻轻翻动米上的药物,炒至米呈黄棕色,少数焦褐色或焦黑色时,取出,去米,放凉。炮制用米,一般为大米或糯米。除另有规定外,一般每100kg净药物,用米20kg。

(4)收贮:将符合成品质量标准的饮片,经包装后,按《中国药典》规定及时贮藏。

2. 注意事项

(1)米炒一般以糯米为佳,通常多用大米。

(2)炮制有毒药物时,应加强劳动保护,以防中毒。

(3)米炒昆虫类药物,可用贴米法或拌米法,炒至米变焦褐色或黄棕色为度。

(4)米炒植物类药物,多用拌米法,炒至米呈黄棕色或药物呈黄色为度。

三、土炒法

土炒是将净选或切制后的药物与灶心土(伏龙肝)拌炒的方法。

1. 操作方法

(1)净制:取药物,除去杂质,大小分档。

(2)土粉的处理:灶心土是经柴草长时间烧炼的灶中黄土,又称伏龙肝。刮去外部焦黑色部分,选取其中的红褐色土块,碾细后,用《中国药典》的五号筛选取细粉,使炒时土粉能均匀黏附于药物表面。

(3)预热:取定量的土粉放置于锅内,中火加热至土粉色泽稍深、搅动时显得轻松滑利,即达到药物土炒时所要求的温度。

(4)炒制:将净药物快速投入加热至滑利状态的土粉中,用中火加热,不断翻动,炒至药物表面均匀挂一层土粉,并有香气逸出时,取出,立即用铁丝筛筛去土粉,放凉。除另有规定外,一般每100kg净药物,用灶心土25~30kg。

(5)收贮:将符合成品质量标准的饮片,经包装后,按《中国药典》规定及时贮藏。

2. 注意事项

(1)土粉要细腻,否则不易黏附于药物表面。

(2)灶心土的温度要适宜,过高,药物易焦糊;过低,土粉又不易黏附于药物。

(3)操作要迅速,出锅后,立即筛去土粉,以防药物焦化。

(4)土粉可连续使用,但若土色变暗,应及时更换新土。

四、砂烫法

砂烫是将净选或切制后的药物与受热均匀的河砂(或油砂)共同拌炒的方法,亦称砂炒法。

1. 操作方法

(1)净制:取药物,除去杂质,大小分档(鳖甲、龟甲等药物需砸成适宜炒制的小块)。

(2)河砂的处理:将河砂筛去石子和粗粒,罗去细粉,选取颗粒均匀者,用清水洗净泥土,干燥;或将净砂置于锅内加热,并加入1%~2%的食用植物油,拌炒至油尽烟散,砂的色泽均匀变深时,取出,放凉,用作"油砂"。

(3)预热:将适量的净砂或油砂置于锅内,武火加热至河砂色泽稍深、搅动时显得轻松滑利,即达到药物砂烫时所要求的温度。

(4)烫制:将净药物投入到温度适宜的河砂中,用砂完全掩埋少顷,再不断翻动和掩埋药物,烫至质地酥脆或鼓起,外表呈黄色或色泽加深时,取出,筛去砂,放凉。除另有规定外,河砂以能完全掩埋所加入的药物为宜。

(5)淬制:需醋淬的药物,如鳖甲、龟甲、穿山甲等,要趁热投入醋液中淬酥,取出,干燥。醋的用量,一般为每100kg净药物,用米醋20~30kg。

(6)收贮:将符合成品质量标准的饮片,经包装后,按《中国药典》规定及时贮藏。

2. 注意事项

(1)药物须净制和大小分档。

(2)可采用少量药物试烫的方法,以便掌握火力。

(3)砂烫温度较高,操作时翻动要勤,成品出锅要快,并立即将砂筛去,防止烫焦。

(4)需醋浸淬的药物,要趁热浸淬。

(5)河砂可反复使用。若用油砂,每次使用前均需添加食用植物油拌炒。

(6)烫炒过有毒药物的河砂不可再烫炒其他药物。

五、蛤粉烫法

蛤粉烫是将净选或切制后的药物与受热均匀的蛤粉共同拌炒的方法,亦称蛤粉炒法。由于蛤粉颗粒细小,且传热较河砂稍慢,能使药物缓慢均匀受热,故蛤粉烫法多适用于动物胶类药物。

1. 操作方法

(1)净制:取胶类药物,烘软后,切成 6～10mm 的胶丁。

(2)蛤粉的制备:蛤粉为青蛤或文蛤的贝壳,经碾压或粉碎而成的细粉。

(3)预热:将定量的蛤粉置于锅内,中火加热至蛤粉色泽稍深、搅动时显得轻松滑利,即可判定温度适中。

(4)烫制:将胶丁均匀投入到温度适宜的蛤粉中,中火加热,不断翻动和掩埋药物,烫炒至膨胀鼓起、内部疏松时,取出,筛去蛤粉,放凉。除另有规定外,一般每 100kg 净药物,用蛤粉 30～50kg。

(5)收贮:将符合成品质量标准的饮片,经包装后,按《中国药典》规定及时贮藏。

2. 注意事项

(1)切制的胶丁不可过大,以免内部不能完全膨化。

(2)炒制时火力应适宜,以防药物焦糊或"烫僵"。

(3)撒入胶丁要均匀,否则因受热而导致互相粘连,影响烫制品质量。

(4)蛤粉可反复使用,如果色泽变灰暗,需及时更换,以免影响成品色泽。

六、滑石粉烫法

滑石粉烫是将净选或切制后的药物与受热均匀的滑石粉共同拌炒的方法,亦称滑石粉炒。

1. 操作方法

(1)净制:取药物,除去杂质,大小分档(鱼鳔胶、刺猬皮等药物需剪切成适宜烫制的小块)。

(2)预热:将定量的滑石粉置于锅内,中火加热至滑石粉色泽稍深、搅动时显得轻松滑利,即可判定温度适中。

(3)烫制:将净药物投入到温度适宜的滑石粉中,中火加热,不断翻动掩埋,烫炒至酥脆、色泽加深时,取出,筛去滑石粉,放凉。除另有规定外,一般每 100kg 净药物,用滑石粉 40～50kg。

(4)收贮:将符合成品质量标准的饮片,经包装后,按《中国药典》规定及时贮藏。

2. 注意事项

(1)药物炒前须切成小块或小段,并大小分档。

(2)烫炒时用中火加热,以防药物焦糊或生熟不均。

(3)滑石粉可反复使用,待色泽变灰暗时应及时更换,以免影响成品色泽。

实训六 白术等药物的炒制

【实训目的】

(1)学会加辅料炒法的操作方法和质量判定标准。

(2)会对所用固体辅料进行处理。

【实训内容】

(1)麸炒,如白术、枳壳、苍术、僵蚕、薏苡仁。

(2)米炒,如斑蝥、党参。

(3)土炒,如山药、白术。

【实训器材】

炉子、炒药锅、药铲、瓷盆、筛、温度计、天平、竹匾等。

【实训方法】

1.麸炒

(1)操作方法:将麦麸均匀撒入温度适宜的热锅内,用中火加热,待起烟时,投入分档的净药物,不断翻动并适当控制火力,炒至适中的程度时,迅速取出,筛去麦麸,放凉。每100kg净药物,用麸皮10～15kg。

(2)成品性状。

1)炒白术表面黄棕色或黄褐色,偶见焦斑,有焦香气。

2)麸炒枳壳色泽加深,偶见焦斑,具焦麸香气。

3)麸炒苍术表面呈深黄色,有香气。

4)麸炒僵蚕表面呈淡黄色至黄色,腥气较微弱。

5)麸炒薏苡仁微鼓起,表面呈微黄色,具香气。

2.米炒

(1)操作方法。

1)贴米法:将渍湿的米撒入热锅内,使其均匀平贴于锅底,用中火加热至米冒烟时,投入净药物,轻轻翻动米上的斑蝥,炒至米呈黄棕色,少数焦褐色或焦黑色时,取出,去米,放凉。每100kg净药物,用米20kg。

2)拌米法:将米撒入温度适宜的热锅内,用中火加热至米冒烟时,投入净斑蝥或党参,拌炒至米呈黄棕色时,取出,去米,放凉。每100kg净药物,用米20kg。

(2)成品性状。

1)米炒斑蝥微挂火色,有油亮光泽,臭气轻微。

2)米炒党参表面呈深黄色,偶有焦斑,有特殊香气,味微甜。

3.土炒

(1)操作方法:取灶心土细粉,置于锅内,用中火加热,待土粉色泽较深、呈滑利状态时,立即投入大小分档的净山药或净白术,炒至药物表面均匀挂一层土粉,并透出香气时,取出,筛去土粉,放凉。每100kg净药物,用灶心土25～30kg。

(2)成品性状。

1)土炒山药表面均匀挂一层土粉,呈土黄色,无焦黑斑和焦苦味,具土香气。

2)土炒白术表面均匀挂一层土粉,呈土黄色,有土香气。

【注意事项】

(1)药物炒前要净选和大小分档。

(2)麸炒撒入麸皮要均匀,操作要力求迅速。

(3)米炒斑蝥要加强劳动保护,防止中毒。

【思考题】

1. 清炒法与加辅料炒有什么区别?

2. 米炒斑蝥的降毒原理是什么?

3. 山药、白术的炮制品规格有哪些? 作用特点如何?

实训七　穿山甲等药物的烫炒

【实训目的】

(1)学会烫法的操作方法和质量判定标准。

(2)会以所用固体辅料进行处理的方法。

【实训内容】

(1)砂烫,如穿山甲、马钱子、骨碎补、鳖甲。

(2)蛤粉烫,如阿胶。

(3)滑石粉烫,如刺猬皮、水蛭。

【实训器材】

炉子、炒药锅、药铲、瓷盆、筛、温度计、天平、竹匾等。

【实训方法】

1. 砂烫

(1)操作方法:将净砂(或油砂)置于锅内,用武火加热,待砂呈轻松、较滑利状态时,投入净药物,不断用砂掩埋、翻炒,至质地酥脆或鼓起,达到成品质量标准时,取出,筛去砂,放凉。穿山甲、鳖甲还需趁热投入醋中略浸(淬),取出,干燥。砂的用量,以能完全掩埋所加药物为宜。醋淬时米醋的用量,为每100kg净药物,穿山甲用30kg,鳖甲用20kg。

(2)成品性状。

1)醋山甲鼓起成珠,边缘向内卷曲,表面金黄色,质脆,略有醋气。

2)砂烫马钱子两面均膨胀鼓起,边缘较厚,表面棕褐色或深棕色,砸开内面棕褐色或深棕色,有时有小泡,微有香气,味极苦。

3)烫骨碎补体膨大鼓起,表面棕褐色或焦黄色,切面棕褐色,质轻、酥松,气微,味淡、微涩。

4)醋鳖甲淡黄色至深黄色,质酥脆,略有醋气。

2. 蛤粉烫

(1)操作方法:将研细过筛后的蛤粉置于热锅内,用中火加热,至蛤粉滑利易翻动时,投入净药物,不断翻埋烫炒至膨胀鼓起、内部疏松时,取出,筛去蛤粉,放凉。每100kg净药物,用蛤粉30～50kg。

(2)成品性状:阿胶珠呈类圆球形,表面棕黄色或灰白色,附有白色粉末,内无"胶茬"(热时为"溏心"),质酥易碎,断面中空或呈多孔状,淡黄色至棕色,气微,味微甜。

3. 滑石粉烫

(1)操作方法:将滑石粉置于锅内,用中火加热,至翻动呈滑利状态时,投入大小分档的净刺猬皮或净水蛭,翻炒至鼓起、酥脆、色泽加深时,取出,筛去滑石粉,放凉。每100kg净药物,用滑石粉40～50kg。

(2)成品性状。

1)烫刺猬皮焦黄色,发泡鼓起,刺卷曲,皮部边缘向内卷曲,微有腥臭味。

2)烫水蛭黄棕色,微鼓起,质松脆,易碎,有腥气。

【注意事项】

(1)药物炒前要净选和大小分档。

(2)砂烫醋淬的药物要趁热浸淬。

(3)烫制阿胶丁时,撒入胶丁要均匀。

(4)烫炒过有毒药物的辅料,不能再用于烫炒其他药物。

【思考题】

1. 砂烫与土炒有什么区别?

2. 砂烫马钱子的降毒原理是什么?

3. 为什么滑石粉烫适用于韧性大的动物类药物?

(王楚盈 麦艳珍)

第四章　加液体辅料炒技术

加液体辅料炒是将净选或切制后的药物,加入一定量的液体辅料拌炒,使辅料逐渐渗入药物组织内部的方法,常称为炙法。

第一节　酒炙技术

酒炙是将净选或切制后的药物,加入定量酒拌炒的方法,亦称酒炒法。

一、先拌酒后炒药法

此法因酒能充分渗入药物组织内部,因而适用于大多数需酒炙的药物。

1. 操作方法

(1)净制:取药物,除去杂质,大小分档。

(2)拌润:取分档后的净药物,与定量黄酒拌匀,加盖闷润,至酒被药物吸尽。炮制用酒以黄酒为宜。除另有规定外,一般每100kg净药物,用黄酒10～20kg。

(3)预热:用文火加热,使温度适中。

(4)炒制:将拌润后的药物,置于温度适宜的热锅内,用文火加热,不断翻动,炒至药物近干,达到规定程度时,取出,晾凉,除去药屑。

(5)收贮:将符合成品质量标准的饮片,经包装后,按《中国药典》规定及时贮藏。

2. 注意事项

(1)为防止酒迅速挥发,润制时容器上面应加盖。

(2)若酒量较少不易与药物拌匀,可用适量水稀释后再拌润。

(3)炒制时火力不可过大,一般用文火炒至近干。

二、先炒药后喷酒法

此法酒与药物接触时间较短,不易渗入到药物组织内部,加热翻炒又可促使酒迅速挥发,因此,只适用于五灵脂等个别药物的酒炙。

1. 操作方法　取净五灵脂,置于温度适宜的热锅内,用文火加热,不断翻动,炒至药物有腥气逸出、色泽加深时,立即取出,趁热均匀喷淋定量黄酒,摊开晾干,除净碎屑,及时收贮。每100kg净五灵脂,用黄酒10kg。

2. 注意事项　喷酒不可过多,以防药物松散成粉末或黏结成团。

三、白酒浸渍法

蟾酥有大毒,临床多制成粉后入丸、散剂用。但商品蟾酥呈扁圆形团块状或饼片状,棕褐色或红棕色,团块状者质坚,较难粉碎,且粉碎时可能造成粉尘飞扬,易引起中毒。而用白酒(也可用牛奶)浸渍,干燥后,很容易研散。

1. 操作方法　取蟾酥,捣碎,用定量白酒浸渍,不断搅动至呈稠膏状,干燥后,研散。每10kg 蟾酥,用白酒 20kg。

2. 注意事项　因本品有毒,其粉末对人体裸露部位和黏膜有很强的刺激性。研粉时,应采取适当的防护措施,以防吸入而中毒。

实训八　当归等药物的酒炙

【实训目的】
(1)学会酒炙法的操作方法、注意事项、质量判定标准。
(2)明确酒炙法辅料的一般用量。
(3)能说出酒炙法的炮制目的。

【实训内容】
酒炙:当归、白芍、大黄、川芎、黄连。

【实训器材】
炉子、药铲、炒药锅、铝锅、瓷盘、量筒等。

【实训方法】
1. 操作方法　取净制或切制后的药物,与定量的黄酒拌匀,加盖闷润 2～4 小时,待酒被药物吸尽后,置于温度适宜的热锅内,用文火炒干,取出,晾凉,除去药屑。每100kg 净药物,用黄酒 10～20kg。

2. 成品性状
(1)酒当归表面深黄色或浅棕黄色,略有焦斑,香气浓郁,并略有酒香气。
(2)酒白芍表面微黄色或淡黄棕色,偶见焦斑,微有酒香气。
(3)酒大黄表面呈深棕色或棕褐色,偶有焦斑,折断面呈浅棕色,略有酒香气。
(4)酒川芎色泽加深,偶有焦斑,质坚脆,略有酒气。
(5)酒黄连色泽加深,略有酒香气,味极苦。

【注意事项】
(1)药物拌制前要净选、分档。
(2)闷润时,容器要加盖密闭,以防酒迅速挥发。闷润至辅料完全被药物吸尽后,方可炒制。
(3)若酒量较少不能与药物拌匀时,可先加适量饮用水稀释后再拌润。
(4)炒炙时,火力不可过大,翻炒宜勤,出锅后要摊晾。

【思考题】
1. 试述酒炙药物的操作要点、成品性状及炮制作用。

2. 比较炙法与加辅料炒法在方法、加热火力和时间及成品质量方面的异同点。

第二节　醋炙技术

醋炙是将净选或切制后的药物，加入定量醋拌炒的方法，亦称醋炒法。

一、先拌醋后炒药法

此法适用于大多数需醋炙的药物，如甘遂、柴胡、香附、延胡索等。

1. 操作方法

(1)净制：取药物，除去杂质，大小分档。

(2)拌润：取分档后的净药物，与定量米醋拌匀，加盖闷润，至醋被药物吸尽。一般每100kg净药物，用米醋20kg。

(3)预热：用文火加热，使炒药锅或炒药机锅体的热度达到药物醋炙所需要的温度。

(4)炒制：将拌润后的药物，置于温度适宜的炒药锅或炒药机内，用文火加热，炒至药物近干，达到规定程度时，取出，晾凉，除去药屑。

(5)收贮：将符合成品质量标准的饮片，经包装后，按《中国药典》规定及时贮藏。

2. 注意事项

(1)若醋的用量较少，不能与药物拌匀时，可加入适量水稀释后，再拌润。

(2)拌醋后应加盖闷润。

(3)醋炙时宜用文火，勤加翻动，炒至规定程度，取出摊开晾凉。

二、先炒药后加醋法

此法适用于树脂类、动物粪便类药物，如乳香、没药、五灵脂等。

1. 操作方法

(1)净制：取药物，除去杂质，大小分档。

(2)预热：用文火加热，使炒药锅或炒药机锅体的热度达到药物醋炙时所要求的温度。

(3)炒制：取净药物，置于温度适宜的炒药锅或炒药机内，用文火加热，炒至药物表面熔化发亮(树脂类)，或表面颜色改变、有腥气逸出(动物粪便类)时，均匀喷洒定量米醋，再用文火炒至规定程度，取出，晾凉，除净药屑。除另有规定外，一般每100kg净药物，用米醋5kg。

(4)收贮：将符合成品质量标准的饮片，经包装后，按《中国药典》规定及时贮藏。

2. 注意事项

(1)先炒药后加醋法用醋量较少。

(2)树脂类、动物粪便类药物必须用先炒药后加醋的方法，否则会黏结成块或呈松散碎块，炒制时受热不均，导致炒不透或炒焦。

(3)先炒药后加醋时，宜边喷醋边翻动药物，使之均匀。

三、醋煮法

一般来说，延胡索、香附、莪术等个货药材可用醋煮法炮制。

1. 操作方法

(1)醋煮延胡索:取净延胡索(个货),大小分档,用水浸润至透(内无干心)。将浸润透的延胡索置煮制容器内,加定量米醋和适量清水(以平药面为宜),用文火煮至透心(无白心)、液汁被吸尽,取出,晾至六成干,切厚片,晒干,或晒干后捣碎,及时收贮。每100kg净延胡索,用米醋20kg。

(2)醋煮香附:取香附(个货),除去毛须及杂质。置于煮制容器内,加入定量米醋和与米醋等量的水,用文火煮至醋液被吸尽后,再蒸5小时,闷片刻,取出,稍凉,切薄片,干燥;或干燥后,碾成绿豆大的颗粒,及时贮藏。每100kg净香附,用米醋20kg。

(3)醋煮莪术:取净莪术(个货),大小分档。置于煮制容器内,加入定量米醋和适量水浸没药面,用文火煮至透心、醋液被吸尽,取出,稍凉,切厚片,干燥,及时贮藏。每100kg净莪术,用米醋20kg。

2. 注意事项

(1)药材要大小分档,要先浸润至无干心,再煮制。

(2)要煮至透心(无白心)、液汁被吸尽。

实训九　延胡索等药物的醋炙

【实训目的】

(1)学会醋炙法的操作方法、注意事项、质量判定标准。

(2)明确醋炙法辅料的一般用量。

(3)能说出醋炙法的炮制目的。

【实训内容】

醋炙:延胡索、香附、柴胡、三棱、乳香、五灵脂。

【实训器材】

炉子、药铲、炒药锅、铝锅、瓷盘、量筒等。

【实训方法】

1. 操作方法

(1)醋炙延胡索、香附、柴胡、三棱:取净选或切制后的药物,与定量米醋拌匀,闷润,待醋被药物吸尽后,置于温度适宜的热锅内,用文火炒至一定程度时,取出,晾凉。每100kg净药物,用米醋20kg。

(2)醋炙乳香、五灵脂:取净制后的药物,置于温度适宜的热锅内,用文火炒至表面熔化发亮(树脂类),或表面颜色改变、有腥气逸出(动物粪便类)时,均匀喷洒定量的米醋,用文火炒至微干,取出,摊开晾干。每100kg净药物,乳香用米醋5kg,五灵脂用米醋10kg。

2. 成品性状

(1)醋延胡索表面及切面黄褐色,质较硬,味苦,微具醋香气。

(2)醋香附外表黑褐色,切面浅棕色或深棕色,微有焦斑,微有醋香气。

(3)醋柴胡表面淡黄棕色,微有醋香气,味微苦。

(4)醋三棱表面黄色或灰棕色,偶见焦黄斑,微有醋香气。

(5)醋乳香表面深黄色,显油亮光泽,略透明,微有醋气。

(6)醋五灵脂表面灰褐色或焦褐色,稍有光泽,断面黄褐色或棕褐色,质较松,略有醋气。

【注意事项】

(1)醋炙药物闷润时,容器要加盖密闭。

(2)若醋量较少不能与药物拌匀时,可先加适量饮用水稀释后,再与药物拌润。

(3)先炒药后加醋法,要注意喷洒米醋的时机和用量。

【思考题】

1. 试述醋炙药物的操作要点、成品性状及炮制作用。

2. 试述所用米醋的一般常用量及炮制药物时的作用。

3. 先炒药后加醋炒的代表性药物有哪些?这些药物为什么不能用先拌醋后炒药的方法?

第三节　盐炙技术

盐炙是将净选或切制后的药物,加入一定量食盐水溶液拌炒的方法,亦称盐水炒法。

一、先拌盐水后炒药法

此法适用于大多数需盐炙的药物,如泽泻、巴戟天、益智仁等。

1. 操作方法

(1)净制:取药物,除去杂质,大小分档。

(2)盐水的制备:取定量食盐,加入4~5倍的饮用水溶解、过滤,即得食盐水溶液。

(3)拌润:取分档后的净药物,与定量盐水拌匀,闷润至盐水被药物吸尽。除另有规定外,一般每100kg净药物,用食盐2kg。

(4)预热:用文火加热,使炒药锅或炒药机锅体的热度达到药物盐炙所需要的温度。

(5)炒制:将拌润后的药物,置于温度适宜的炒药锅或炒药机内,用文火加热,炒干,至药物达到规定程度时,取出,晾凉,除去药屑。

(6)收贮:将符合成品质量标准的饮片,经包装后,按《中国药典》规定及时贮藏。

2. 注意事项

(1)用水溶化食盐时,水量一般为食盐量的4~5倍。

(2)除盐杜仲用中火外,一般用文火。

二、先炒药后加盐水法

此法适用于含黏液质较多的药物,如知母、车前子等。

1. 操作方法

(1)净制:取药物,除去杂质,大小分档。

(2)预热:用文火加热,使炒药锅或炒药机锅体的热度达到药物盐炙时所要求的温度。

(3)炒制:取净药物,置于温度适宜的炒药锅或炒药机内,用文火加热,炒至一定程度时,均匀喷洒定量的盐水,再文火炒干,至药物符合规定程度时,取出,晾凉,除去药屑。除另有规定外,一般每100kg净药物,用食盐2kg。

(4)收贮:将符合成品质量标准的饮片,经包装后,按《中国药典》规定及时贮藏。

2. 注意事项

(1)含黏液质较多的药物,遇水易发黏,炒时易粘锅,需先将药物炒去部分水分,使药物质地变得疏松,再喷淋盐水,以利于盐水渗入,又不致粘锅。

(2)要控制好火力,以免加入盐水后水分迅速蒸发,食盐黏附在锅上,达不到盐炙的目的。

三、盐炙杜仲法

1. 操作方法　取净杜仲块或丝,用适量食盐水拌匀,闷润至盐水被吸尽后,置于温度适宜的热锅内,用中火炒至表面焦黑色、丝易断时,取出,晾凉。每 100kg 净杜仲块或丝,用食盐 2kg。

2. 注意事项　杜仲中的橡胶丝有"返性"现象(即:若炮制程度不及,橡胶丝在受热时易断,而冷后又恢复到原来不易断丝的特性),应注意炒制程度和时间。

实训十　黄柏等药物的盐炙

【实训目的】

(1)学会盐炙法的操作方法、注意事项、质量判定标准。

(2)会制备食盐水,明确辅料的一般用量。

(3)能说出盐炙法的炮制目的。

【实训内容】

盐炙:黄柏、杜仲、泽泻、小茴香、补骨脂、车前子、知母。

【实训器材】

炉子、药铲、铁锅、铝锅、瓷盘、量筒、纱布等。

【实训方法】

1. 操作方法

(1)食盐水溶液的制备:将食盐加适量清水溶解,过滤,即得。每 100kg 净药物,用食盐 2kg。

(2)盐炙黄柏、杜仲、泽泻、小茴香、补骨脂:净药物与定量的食盐水拌匀,闷润,待盐水被药物吸尽后,置于温度适宜的热锅内,用文火(杜仲用中火)炒至适中的程度,晾凉。

(3)盐炙车前子、知母:取净药物,置于温度适宜的热锅内,用文火炒至一定程度,均匀喷洒适量的盐水,文火炒干,取出,晾凉。

2. 成品性状

(1)盐黄柏表面深黄色,偶有焦斑,味极苦、微咸。

(2)盐杜仲外表面黑褐色,内表面褐色,折断时胶丝弹性较差,味微咸。

(3)盐泽泻表面淡黄棕色或黄褐色,偶见焦斑,味微咸。

(4)盐小茴香表面微黄色,微鼓起,偶有焦斑,香气浓,略有咸味。

(5)盐补骨脂表面黑色或黑褐色,微鼓起,气微香,味微咸。

(6)盐车前子表面黑褐色,气微香,味微咸。

(7)盐知母表面黄色,偶见焦斑,气微,味微咸,嚼之有黏性。

【注意事项】

(1)制备盐水时,食盐与水的比例为 1:(4~5)。

(2)先炒药后加盐水法,喷洒盐水要均匀,以防黏附于锅上。

(3)杜仲盐炙时,要用中火加热。

【思考题】

1. 知母、车前子为什么不能用先拌盐水后炒药的方法?

2. 杜仲盐炙,为什么要用中火加热?

第四节　姜炙技术

姜炙是将净选或切制后的药物,加入定量姜汁拌炒的方法,亦称姜汁炒法。

一、先拌姜汁后炒药法

此法适用于大多数需姜炙的药物,如厚朴、草果、黄连等。

1. 操作方法

(1)净制:取药物,除去杂质,大小分档。

(2)姜汁的制备:①捣汁(榨汁),将生姜洗净切碎,置于适宜容器内,捣烂,加入适量水,压榨取汁;残渣再加水共捣,压榨取汁,如此反复 2~3 次,合并得姜汁;②煮汁(煎汁),取净生姜片,放置于锅内,加入适量水煎煮,过滤,残渣再加水煮,过滤,合并两次滤液,适当浓缩,得姜汁。两法制得的姜汁与生姜的比例均以 1:1 为宜。

(3)拌润:取分档后的净药物,与定量姜汁拌匀,加盖闷润,至姜汁被药物吸尽。炮制用姜以生姜为宜。除另有规定外,一般每 100kg 净药物,用生姜 10kg。

(4)预热:用文火加热,使炒药锅或炒药机锅体的热度达到药物姜炙时所需要的温度。

(5)炒制:将拌润后的药物,置于温度适宜的炒药锅或炒药机内,用文火加热,炒至药物近干,达到规定程度时,取出,晾凉,除净药屑。

(6)收贮:将符合成品质量标准的饮片,经包装后,按《中国药典》规定及时贮藏。

2. 注意事项

(1)制备姜汁时,要控制水量,一般所得姜汁与生姜的比例以 1:1 为宜。

(2)药物与姜汁拌匀后,要充分闷润,待姜汁被吸尽后,再用文火炒干,否则,达不到姜炙的目的。

二、姜煮法

此法一般适用于个货药材(如厚朴)的姜炙。

1. 操作方法

(1)净制:取个货厚朴,用刀刮去栓皮,扎成捆。

(2)煮制:将成捆的药材置于煮制容器内,上压一重物,加入定量姜汁(也可直接加入生姜片)和适量水,以平药面为宜,文火煮约 2 小时,待姜汁被药物吸尽。除另有规定外,一般每 100kg 净药物,用生姜 10kg。

(3)切制:将煮制后的药物,取出,润至适合切制的程度时,切丝。若煮后有剩余的姜汁,应拌入饮片中,干燥,除净药屑。

(4)收贮:将符合成品质量标准的饮片,经包装后,按《中国药典》规定及时贮藏。

2.注意事项

(1)姜煮时,可以直接加入生姜片,以节省制备姜汁工序。

(2)应煮至姜汤被吸尽,若锅底有剩余液汁,要拌入到切好的厚朴丝中,再干燥。

三、姜炙竹茹法

1.操作方法

(1)净制:取竹茹段或团,除去杂质。

(2)拌润:取净竹茹,与定量姜汁拌匀,加盖闷润至姜汁被药物吸尽。除另有规定外,一般每100kg净药物,用生姜10kg。

(3)预热:用文火加热,使炒药锅或炒药机锅体的热度达到药物姜炙时所需要的温度。

(4)炒制:将拌润后的药物,置于温度适宜的炒药锅或炒药机内,用文火加热,如烙饼样将两面烙至微黄色时,取出,晾凉。

(5)收贮:将符合成品质量标准的饮片,经包装后,按《中国药典》规定及时贮藏。

2.注意事项 竹茹段或竹茹团质轻且蓬松,不易炒制,需压平用烙饼法烙制。

实训十一　厚朴等药物的姜炙

【实训目的】

(1)学会姜炙、姜煮的操作方法、注意事项、质量判定标准。

(2)能熟练制备姜汁。

(3)能说出姜炙的炮制目的。

【实训内容】

姜炙:厚朴、草果、竹茹。

【实训器材】

炉子、药铲、铁锅、铝锅、瓷盘、量筒、纱布等。

【实训方法】

1.操作方法

(1)姜汁的制备:按本节中姜汁的制备方法制备。要求所得姜汁与生姜的比例为1∶1。若无生姜,可用干姜煎汁,干姜用量约为生姜的1/3。

(2)姜炙厚朴、草果:取净药物与定量姜汁拌匀,闷润,待姜汁被吸尽后,置于温度适宜的热锅内,用文火炒至一定程度,取出,晾凉。每100kg净药物,用生姜10kg。

(3)姜竹茹:取净竹茹揉成3g重的小团,压平,再将姜汁均匀淋洒于竹茹团上,稍闷润,置热锅内,用文火加热,如烙饼法烙至两面呈微黄色、有黄色焦斑时,取出,晾干。每100kg净药物,用生姜10kg。

2.成品性状

(1)姜厚朴丝表面灰褐色,偶见焦斑,略有姜辣气。

(2)姜草果仁表面棕褐色,鼓起,偶有焦斑,有特异香气,味辛辣、微苦。

(3)姜竹茹黄色,有少许焦斑,微有姜的气味。

【注意事项】

(1)姜炙拌润要均匀,闷润时要加盖。

(2)姜炙竹茹用烙饼法压平、烙黄。

(3)姜煮厚朴时,剩余的液汁要拌到切后的厚朴丝中,再干燥。

(4)若无生姜,可以用干姜代替,但量为生姜量的1/3。

【思考题】

1. 试述姜炙药物的操作要点、成品性状及炮制作用。

2. 试述姜汁的两种制备方法。

3. 厚朴个货用姜煮的目的是什么?

第五节　蜜炙技术

蜜炙是将净选或切制后的药物,加入定量炼蜜拌炒的方法。

一、先拌蜜后炒药法

此法适用于大多数蜜炙的药物,如甘草、黄芪等。

1. 操作方法

(1)净制:取药物,除去杂质,大小分档。

(2)蜂蜜的炼制:将蜂蜜放置于铝锅内,加热至徐徐沸腾后,改用文火,保持微沸,并除去泡沫及上浮蜡质,然后用罗、筛或纱布滤去死蜂、杂质,再倾入锅内,加热至116~118℃,满锅起鱼眼泡,手捻之有黏性,两指间尚无长白丝出现时,迅速出锅。炼蜜的含水量控制在10%~13%为宜。

(3)拌润:取定量炼蜜,加入适量开水稀释,趁热与药物拌匀,闷润至蜜被药物吸尽。炼蜜的用量,除另有规定外,一般每100kg净药物,用炼蜜25kg。

(4)预热:用文火加热,使炒药锅的热度达到药物蜜炙时所要求的温度。

(5)炒制:将拌润后的药物,置于温度适宜的炒制容器内,用文火加热,炒至药物色泽加深、不粘手时,取出,摊晾。

(6)收贮:将符合成品质量标准的饮片,经包装后,按《中国药典》规定及时贮藏。

2. 注意事项

(1)炼制蜂蜜时应控制火力,以免蜜溢出锅外或焦糊。

(2)炼蜜不宜过老,若过于浓稠不易与药物拌匀时,可用适量开水稀释。

(3)炒制时用文火,炒制时间可稍长,尽量除去内含水分,避免贮存时发霉。

(4)蜜炙品须凉透后及时密闭贮存,以免吸潮发黏或发霉变质。

二、先炒药后加蜜法

此法适用于质地致密、蜜不易被吸收的药物,如百合、槐角等。该法因先炒药,可以除去部分水分,使药物质地略变酥脆,蜜较易被吸收。

1．操作方法

(1)净制:取药物,除去杂质,大小分档。

(2)预热:用文火加热,使炒药锅或炒药机锅体的热度达到药物蜜炙时所需要的温度。

(3)炒制:取净制后的药物,置于温度适宜的炒药锅或炒药机内,用文火加热,炒至色泽加深或鼓起时,再加入定量热蜜,迅速翻动,使蜜与药物拌匀,炒至不粘手时,取出,摊晾。蜜的用量,一般为每100kg净药物,用炼蜜5kg。

(4)收贮:将符合成品质量标准的饮片,经包装后,按《中国药典》规定及时贮藏。

2．注意事项

(1)拌蜜时宜用热蜜,量宜少且要均匀。

(2)炒制时用文火,以免焦糊。

实训十二　甘草等药物的蜜炙

【实训目的】

(1)学会蜜炙法的操作方法,明确操作注意事项,会判定成品质量。

(2)会对蜂蜜进行炼制。

(3)能说出蜜炙法的炮制目的。

【实训内容】

蜜炙:甘草、黄芪、枇杷叶、麻黄、马兜铃、百合。

【实训器材】

炉子、铁铲、铁锅、铝锅、瓷盘、量筒、纱布、天平等。

【实训方法】

1．操作方法

(1)蜂蜜的炼制:将蜂蜜置于铝锅内,加热至徐徐沸腾后,改用文火,保持微沸,并除去泡沫及上浮蜡质,然后用罗、筛或纱布滤去死蜂、杂质,再倾入锅内,加热至116～118℃,满锅起鱼眼泡,手捻之有黏性,两指间尚无长白丝出现时,迅速出锅。

(2)蜜炙甘草、黄芪、枇杷叶、麻黄、马兜铃:先取一定量的炼蜜,加适量开水稀释,与净制或切制后的药物拌匀,闷润,待蜜被药物吸尽后,置于温度适宜的热锅内,用文火炒至颜色加深、不粘手时,取出,摊晾,凉后及时收贮。每100kg净药物,甘草、黄芪、马兜铃用炼蜜25kg,枇杷叶、麻黄用炼蜜20kg。

(3)蜜炙百合:取净制后的药物,置于温度适宜的热锅内,用文火炒至色泽加深时,再加入定量炼蜜,迅速翻动,使蜜与药物拌匀,炒至不粘手时,取出,摊晾,凉后及时收贮。每100kg净药物,用炼蜜5kg。

2．成品性状

(1)炙甘草表面老黄色,微有光泽,质稍黏,具焦香气,味甜。

(2)炙黄芪外表皮浅棕黄色或棕褐色,略有光泽,切面皮部黄白色,木质部淡黄色,具蜜香气,味甜,略带黏性,嚼之微有豆腥味。

(3)蜜枇杷叶表面棕黄色或红棕色,微有光泽,略带黏性,具蜜香气,味微甜。

（4）蜜麻黄表面深黄色，微有光泽，略具黏性，有蜜香气，味微甜。

（5）蜜马兜铃表面深黄色，略具光泽，有黏性，味微苦、甜。

（6）蜜百合表面黄色或深黄色，偶有焦斑，略带黏性，味甜。蒸百合淡黄棕色，半透明，味苦、甘。

【注意事项】

（1）炼蜜拌制前要用适量开水稀释，药物拌蜜要均匀。

（2）每次炒制量不要过多，以免炒制不均。

（3）先炒药后加蜜法，用蜜量不宜过多。

（4）炒炙后的药物要及时密闭贮藏。

【思考题】

1. 试述蜜炙药物的操作要点、成品性状及炮制作用。

2. 炼蜜拌制前为什么要用适量开水稀释？

3. 试述蜜麻黄的炮制原理。

第六节　油炙技术

油炙是将净选或切制后的药物，与定量食用油脂共同加热处理的方法。主要有羊脂油炙（油炒）、油炸和油脂涂酥烘烤三种方法。

一、羊脂油炙法

1. 操作方法

（1）羊脂油的炼制：取绵羊或山羊的脂肪，置锅内，用文火熬炼至油出尽，捞去油渣，即得羊脂油。

（2）羊脂油炒：取定量羊脂油置于锅内，加热熔化后，倒入净药物，用文火炒至油被吸尽，药物表面微黄色，显油亮时，取出，摊晾。一般每100kg净药物，用羊脂油（炼油）20kg。

（3）收贮：将符合成品质量标准的饮片，经包装后，按《中国药典》规定及时贮藏。

2. 注意事项

（1）羊脂油炒时用炼油。

（2）火力要低，以防炒过药物。

二、油炸法

此法可用于动物骨骼类及鱼鳔胶等药物，也可用于植物类如三七、马钱子等药物。

1. 操作方法

（1）净制：取原药材，除去杂质，大小分档。

（2）油炸：取植物油适量，置于锅内加热至沸腾时，投入净药物，用文火炸至黄色或色泽加深，鼓起或质地酥脆，有油炸香气，取出，沥去油，粉碎。所用植物油的量，视药物的量而定，适量即可。

（3）收贮：将符合成品质量标准的饮片，经包装后，按《中国药典》规定及时贮藏。

2.注意事项

(1)文火加热,以防焦糊。

(2)所用植物油应新鲜,不得有酸败味。

(3)炸过有毒药物的油,不得再炸其他药物。

三、油脂涂酥烘烤法

此法古代多用于动物类药物,如蛤蚧、鳖甲、龟甲、刺猬皮、水蛭、黄狗肾、乌梢蛇、蕲蛇、桑螵蛸、肉苁蓉、蜈蚣等;以及少量植物类药物,如狗脊、厚朴、甘草、马兜铃等。

1.操作方法

(1)净制:将动物类药物除去杂质,切成块或锯成短节。

(2)涂酥烘烤:取净药物,置无烟炉火上烤热,用酥油或麻油涂布,加热烘烤,待油脂渗入药物内部后,再涂再烤,反复操作,直至药物质地酥脆,晾凉或粉碎。所用酥油或麻油的量,以能使药物质地酥脆为宜。

(3)收贮:将符合成品质量标准的饮片,经包装后,按《中国药典》规定及时贮藏。

2.注意事项

(1)要控制温度和时间,以免将药物烤焦。

(2)需反复涂酥烘烤,直至药物酥脆为止。

实训十三　　淫羊藿等药物的油炙

【实训目的】

(1)学会油炙法的操作方法、注意事项、质量判定标准。

(2)会炼制羊脂油。

(3)能说出油炙法的炮制目的。

【实训内容】

油炙:淫羊藿、马钱子、三七、蛤蚧。

【实训器材】

炉子、药铲、铁锅、铝锅、瓷盘、量筒、纱布等。

【实训方法】

1.操作方法

(1)羊脂油炙淫羊藿:先将羊脂油置于锅内,用文火加热,至全部熔化时,倒入净淫羊藿丝,炒至微黄色、油脂被吸尽时,取出,放凉。每100kg净淫羊藿,用羊脂油(炼油)20kg。

(2)油炸马钱子、三七:取植物油适量,置于锅内加热至沸腾后,加入大小分档的净药物,用文火炸至表面老黄色或棕黄色时,取出,沥去油,放凉,研细粉。所用植物油视药材量而定,适量即可。

(3)酥炙蛤蚧:取净蛤蚧,涂以麻油,用无烟火烤至稍黄质脆,除去头足及鳞片,切成小块。所用麻油视药材量而定,适量即可。

2. 成品性状

(1)炙淫羊藿表面浅黄色,显油亮光泽,微有羊脂油气。

(2)油炸马钱子中间略鼓,表面老黄色,质坚脆,有油香气,味苦。

(3)油炸三七棕黄色,略有油气,味微苦。

(4)酥蛤蚧色稍黄,质较脆。

【注意事项】

(1)羊脂油炙用文火,以防炒过。

(2)油炸马钱子后的油,不得再炸其他药物。

(3)酥炙时,用无烟炉火。

【思考题】

1. 试述油炙药物的操作要点、成品性状及炮制作用。

2. 制备熟三七,除了用油炸法还可用什么方法炮制?

(陈秀瑗　王楚盈　邹　力)

第五章 煅制技术

煅制是将净制或切制后的药物,直接置于无烟炉火中或适宜的耐火容器内高温煅烧的方法。分为明煅、煅淬和扣锅煅三种方法。

第一节 明煅及煅淬技术

一、明煅操作技术

明煅是将药物直接放于无烟炉火中或装入适宜的耐火容器内,不隔绝空气进行煅烧的方法,其中,直接放于无烟炉火中煅烧称直接煅或直火煅法,装入适宜的耐火容器内煅烧称间接煅或锅煅法。

1. 直接煅法

此法适用于体积较大且煅制时不易破碎的药物,如石膏、赤石脂、石决明、牡蛎等。

（1）操作方法。

1）净制:取药物,除去杂质,大小分档。

2）煅制:将炉膛内的燃料点燃,利用鼓风机将火吹旺,将大块药物直接置于无烟炉火中煅烧,矿物类药物煅至通体红透、贝壳类药物煅至微微发红时,钳出,放凉。

3）粉碎:将煅后放凉的药物碾压或粉碎成粗粉。

4）收贮:将符合成品质量标准的饮片,经包装后,按《中国药典》规定及时贮藏。

（2）注意事项。

1）燃料以焦炭为宜,以防产生烟气影响成品质量。

2）矿物类药物煅至通体红透,以防煅不透。

3）贝壳类药物在炉火中应煅至呈微红色,以防煅过。

2. 间接煅法

此法适用于含结晶水的矿物药及粒度较小或煅时易碎的药物,如白矾、硼砂、寒水石、龙骨、瓦楞子、蛤壳等。

（1）操作方法。

1）净制:取药物,除去杂质,打碎。

2）煅制:①不含结晶水矿物药、贝壳类药物的煅制,将炉膛内的燃料点燃,利用鼓风机将火吹旺,将药物装于坩埚或适宜耐火容器内,置无烟炉火中煅烧,矿物类药物煅至通体红透、贝壳类药物煅至微微发红时,取出,放凉;②含结晶水药物的煅制,将药物碎块置于干净的铁锅或砂锅等煅制容器内,武火加热,煅至完全失去结晶水,取出,放凉。

3)粉碎:将煅后放凉的药物碾压或粉碎成粗粉。

4)收贮:将符合成品质量标准的饮片,经包装后,按《中国药典》规定及时贮藏。

(2)注意事项。

1)药物须大小分开,分别进行煅制,防止太过或不及。

2)药物应一次煅透,中途不得停火。

3)除石膏外,含结晶水的矿物药采用铁锅或砂锅煅制。

4)煅制时易爆溅的药物应加盖(不密封),以确保安全。

二、煅淬操作技术

煅淬是将药物按明煅法煅烧至红透后,取出,立即投入规定的液体辅料中骤然冷却的方法。

1. 操作方法

(1)净制:将矿物类药物除去杂质,砸成小块。

(2)装料:将分档后的净药置于洁净的坩埚或适宜耐火容器内。

(3)煅淬:用火钳夹住盛药的坩埚,置于无烟炉火中煅烧,或置于已预热至规定温度的马弗炉内煅烧,煅至药物红透时,取出,立即投入至规定量的淬液中浸淬,捞出晾干后,再如法煅淬数次,直至药物全部酥脆、液体辅料被吸尽为度,干燥后粉碎。

2. 注意事项

(1)药物应砸成小块,以减少煅淬的次数。

(2)煅红透后,要趁热立即投入液体辅料中浸淬。

(3)煅淬时,要防止烫伤。

(4)煅至药物质地全部酥脆,辅料被吸收尽为度。

实训十四　白矾等药物的明煅

【实训目的】

(1)学会明煅的操作要点及火候控制。

(2)能正确判断药物煅制时和煅后的成品质量标准。

(3)能说出煅法的炮制目的。

【实训内容】

明煅:白矾、石膏、赤石脂、石决明、牡蛎。

【实训器材】

炉子、药铲、铁锅、砂锅、坩埚、火钳、搪瓷盘、台秤等。

【实训方法】

1. 操作方法

(1)锅煅白矾:取砸成小块或粗粉的白矾,置于干净无锈的铁锅或砂锅内,用武火加热,使白矾中的结晶水散失,中间不得搅拌,白矾先逐渐熔化成液体,下层被熔化成液体部分的白矾先失去结晶水,变成白色固体形成隔离层,随着加热时间的延长,隔离层越来越厚,气泡由大变小,当煅至白矾无气体逸出,通体均为洁白色、蜂窝状时,离火,凉后出锅,用刀刮去枯矾顶部残存的蜡状结顶和底部的淡黄色部分,枯矾盛放在洁净的容器内。清洗锅和铲子。

(2)直火煅石决明、牡蛎:取净药物,置于无烟炉火上或适宜的耐火容器内,用武火煅至质地酥脆时,用火钳取出,放凉,碾成粗粉。

(3)坩埚煅石膏、赤石脂:取净药物,敲成小块,置于适宜的耐火容器内,用武火加热,煅至红透,用火钳取出,放凉,碾碎。

2.成品性状

(1)枯矾呈不透明、白色、蜂窝状或海绵状的固体块状物或细粉,无结晶样物质,体轻质松,手捻易碎,味酸、涩。

(2)煅石决明呈不规则的碎块或粗粉,灰白色,无光泽,质酥脆,断面呈层状。

(3)煅牡蛎为不规则的碎块或粗粉,灰白色,质酥脆,断面层状。

(4)煅石膏为白色的粉末或酥松块状物,表面透出微红色的光泽,不透明,体较轻,质软,易碎,捏之成粉,气微,味淡。

(5)煅赤石脂为土红色细颗粒或细粉,质酥松。

【注意事项】

(1)药物煅制前应砸成小块,以缩短煅制时间。

(2)煅白矾时,装量宜少,且要一次煅透,中途不得停火,切忌搅拌。

(3)石膏煅时与白矾不同,不会熔化,不用铁锅煅制。

【思考题】

1.试述煅制药物的操作要点、成品性状及炮制作用。

2.为什么煅白矾时装量要少,且应一次煅透,不得搅拌?

实训十五　磁石等药物的煅淬

【实训目的】

(1)学会煅淬的操作要点及火候控制。

(2)能正确判断药物煅制时和煅后的成品质量标准。

(3)能说出煅淬的炮制目的。

【实训内容】

煅淬:磁石、炉甘石。

【实训器材】

炉子、药铲、锅、坩埚、烧杯、量筒、火钳、搪瓷盘、台秤、马弗炉。

【实训方法】

1.操作方法

(1)煅淬磁石法:将磁石打碎,将小颗粒装入坩埚中,用鼓风机将炉膛内的焦炭吹旺,将坩埚连同药物一起置于炉火内煅烧,煅至药物红透后,用火钳夹出,将药物立即投入盛有醋液的盆中浸淬,捞出,晾干;再煅再淬,如此反复操作,直至质地酥脆、淬液被吸尽为度;放凉,研成粗粉;清洗坩埚和容器;将煅磁石盛放在洁净的容器内。每100kg净药物,用米醋30kg。

(2)煅淬炉甘石法:取净炉甘石碎粒,置于适宜容器内,用武火加热,煅至红透,取出后立即放入水中浸淬,搅拌,倾出混悬液,未透者沥干后再煅烧,如此反复煅淬,直至不能再煅为止;合并混悬液,静置,倾去上层清水,干燥,碾细。

2. 成品性状

(1)煅磁石为不规则的碎块或颗粒,表面黑色,质硬而酥,无磁性,有醋香气。

(2)煅炉甘石呈白色、淡黄色或粉红色的粉末,体轻,质松软而细腻光滑。

【注意事项】

(1)药物煅制前应砸成小块,以减少煅淬次数。

(2)煅淬药物火力要强,并要趁热淬之,淬至辅料被吸尽。

【思考题】

1. 试述煅制药物的操作要点、成品性状及炮制作用。

2. 煅炉甘石的炮制原理是什么?

第二节　扣锅煅技术

扣锅煅是将净制或切制后的药物置于密封的加热容器中,在高温缺氧的条件下煅烧成炭的方法。

一、操作方法

1. 净制　取药物,除去杂质(头发还应用碱水洗去油垢),大小分档。

2. 装料　取一较大的铁锅,将净药物置于锅内,一般性药物的锅内装量应不大于锅容积的2/3,煅制时变化剧烈的药物(如血余炭、干漆)应不大于锅容积的1/3。药物放置要松紧适度,不得压紧(即用手压不下陷,且能感觉到有弹性),上盖一较小的无耳铁锅,两锅结合处先用湿纸封堵,再用盐泥(盐水和好的黄泥)封严,晾晒至盐泥稍干,若干燥过程中产生裂隙,要随时用盐泥封严。

3. 煅制　将煅锅置于炉火上,盖锅上压一重物,以防止锅内气体膨胀而冲开盖锅,还要撒上一层细沙,用以封堵黄泥裂隙。盖锅底部贴一白纸条或放几粒大米。先用文火加热,以防反应剧烈将盖锅顶开,等反应减缓时,改用武火加热,促使药物炭化,最后用文火加热,防止煅过。煅至白纸或大米呈焦黄色时,离火。放置至冷却后,将两锅倒扣(小锅在下、大锅在上),除去封堵物,取出煅好的药物。

二、注意事项

(1)药物装量要适宜,且药物不要压紧。

(2)煅制过程中,若出现漏气现象,要及时用盐泥封堵。

(3)判断煅制程度还可用下列两种方法:一是滴水于盖锅底部,水立即沸腾并成珠滚下;二是在两锅盐泥封闭处留一小孔,用筷子塞住,观察小孔处的烟雾,煅至基本无烟为止。

(4)药物煅透后应冷后再开锅,以免药物遇空气燃烧灰化。

(5)两锅倒扣,不至于封堵物落入煅好的药物内,影响成品质量。

实训十六 血余炭及棕榈炭的制备

【实训目的】

(1)学会扣锅煅法的操作要点及火候控制。

(2)能正确通过外部现象判断煅锅内药物的煅制程度。

(3)能说出扣锅煅法的炮制目的。

【实训内容】

扣锅煅:血余炭、棕榈炭。

【实训器材】

炉子、药铲、无耳铁锅、搪瓷盘、台秤。

【实训方法】

1. 操作方法

(1)煅制血余炭:将净头发先用碱水洗去油垢,再用清水漂净,60~70℃干燥后,置铁锅中,装量不超过煅锅容积的1/3,松紧适度,上盖一较小的无耳铁锅,先用湿草纸或湿牛皮纸封堵,再用盐水和好的湿泥封牢,晾至半干,封严干燥时产生的裂隙,盖锅两边各压一重物(石块或铁块等),在盖锅底部放几粒大米或贴一小张白纸条,先文火,后武火,最后用文火煅制,当煅至大米或纸为黄色或洒上水立即滚沸时,关火,冷却后开启锅盖,取出血余炭(有乌黑光亮,呈蜂窝状,质轻易碎)盛放在洁净的容器内。清洗铁锅和其他容器。

(2)煅制棕榈炭:取净棕榈段或块(陈棕或败棕),置于锅内,装锅时竖一小棍,使块间留有空隙,利于煅透。装量不超过煅锅容积的2/3,上扣一较小的无耳铁锅,两锅结合处先用湿纸再用盐泥封固,盖锅上压一重物,盖锅底部贴一白纸条或放数粒大米,待盐泥半干时,用文武火加热,煅至白纸条或大米呈焦黄色时,离火,冷却后,取出。

2. 成品性状

(1)血余炭为不规则块状,乌黑光亮,有多数细孔,体轻,质脆,用火烧之有焦香气,味苦。

(2)棕榈炭呈不规则块状,大小不一,表面黑褐色至黑色,有光泽,有纵直条纹,触之有黑色炭粉,内部焦黄色,纤维性,略具焦香气,味苦涩。

【注意事项】

(1)扣锅煅法药物不宜压得过紧,装量要适宜。

(2)煅时如盐泥开裂漏气,应及时封堵。

(3)煅透后务必放冷后再开启。

【思考题】

1. 怎样通过外部现象判断煅药锅内药物是否煅透?

2. 为什么煅血余炭时,装量宜少?

(景晓琦 麦艳珍)

第六章　蒸、煮、燀技术

蒸、煮、燀法既需用火加热，又需用水传热，属于"水火共制"的一类方法。其中，蒸法和煮法往往还需要加入酒、醋、药汁、豆腐等辅料，以满足不同的用药要求。

第一节　蒸制技术

蒸法是将净选或切制后的药物加辅料或不加辅料装入蒸制容器内，加热蒸透或蒸至规定程度的方法。

一、清蒸法

清蒸法是将净选后的药物不加辅料装入蒸制容器内，用水蒸气加热至所需程度的方法。此法适用于需软化切片或便于保存的药物，如黄芩、木瓜、人参、桑螵蛸等。

1. 操作方法

（1）净制：取药物，除去杂质，大小分档。

（2）蒸制：取净药物，用水洗涤干净（黄芩不可水洗），质地坚硬者蒸前可适当用水浸润1～2小时以加速蒸的效果，置于笼屉或适宜的蒸制容器内，用水蒸气蒸透或蒸软，取出，趁热润制至适合切制的程度，切片，干燥。

（3）收贮：将符合成品质量标准的饮片，经包装后，按《中国药典》规定及时贮藏。

2. 注意事项

（1）药物要大小分档，使蒸制药物的程度均匀一致。

（2）蒸制时先用武火，待"圆汽"后改用文火，保持有足够的蒸汽即可。

（3）要控制蒸制时间，以蒸透或变软为度。

二、辅料蒸法

1. 操作方法

（1）酒炖及酒蒸法：①酒炖，取净药物，大小分档，用定量黄酒拌匀，润透，将药物与剩余的黄酒一同倒入瓷罐或适宜的炖制容器内，密闭，隔水加热或用蒸汽加热，炖至酒被吸尽、药物色泽黑润时，取出，晾至六成干，切片，干燥；②酒蒸，取净药物，大小分档，用黄酒拌匀，闷润至酒完全被吸尽，置于笼屉或适宜的蒸制容器内，水蒸气蒸至药物色泽黑润时，取出，晾至六成干，切片或段，干燥。除另有规定外，一般每100kg净药物，用黄酒20～30kg。

（2）醋蒸法：取净药物，大小分档，加米醋拌匀，闷润至醋被吸尽，置于笼屉或适宜的蒸制容器内,水蒸气蒸至药物色泽黑润时,取出,干燥。除另有规定外,一般每 100kg 净药物,用米醋 20kg。

(3)黑豆汁炖及蒸法:①黑豆汁炖,取生首乌片或块,大小分档,用黑豆汁拌匀,润透,将药物与剩余的黑豆汁一同倒入瓷罐或适宜的炖制容器内,密闭,隔水加热或用蒸汽加热,炖至黑豆汁被吸尽、药物呈棕褐色时,取出,干燥;②黑豆汁蒸,取生首乌片或块,大小分档,用黑豆汁拌匀,闷润至液汁完全被吸尽,置于非铁质蒸制容器内,蒸至内外均呈棕褐色时,取出,干燥。每 100kg 净药物,取黑豆 10kg,加水适量,煮约 4 小时,熬汁约 15kg,豆渣再加水煮约 3 小时,熬汁约 10kg,合并得黑豆汁约 25kg。

(4)豆腐蒸法:取大块豆腐置于盘内,先切一片 2mm 厚的豆腐片做顶盖,中间挖一不透底的方形槽,将药物置于槽内,再用豆腐盖严,置于笼屉内,蒸 3~4 个小时,待药物完全熔化后,取出,放凉,药物凝固后,去豆腐,干燥。除另有规定外,一般每 100kg 净药物,用豆腐 300kg。

2. 注意事项
(1)药物需洁净,大小分档。
(2)炖制时,罐口要封严密。
(3)酒蒸时,要用文火,防止酒很快挥散出去,达不到酒蒸的目的。
(4)应待辅料被吸尽后再蒸制;蒸后若有剩余的辅料,应拌入药物后再干燥。
(5)蒸制药物时宜不断添加开水,以免蒸汽中断。

三、九蒸九晒法

1. 操作方法　以熟地黄为例:取净生地黄,大小分档,加入定量黄酒拌匀,闷润,置笼屉内水蒸气蒸制。从笼屉"圆汽"开始计时,蒸 4 小时后,再在笼屉内闷 12 小时,取出,晒至外皮微干,完成了笼蒸法的第一遍蒸制操作(此时切开检视,地黄外部变黑,内部色泽有所加深)。将剩余的黄酒再拌匀,闷润,置笼屉内进行第二遍、第三遍甚或多次的蒸、闷、晒操作,直至熟地黄外表和断面乌黑发亮,达到"黑似漆、甜如饴"的质量标准,晾晒至外皮黏液微干时,切厚片或块,干燥。置阴凉通风处或装罐贮藏。每 100kg 净生地黄用黄酒 30~50kg。

2. 注意事项　九蒸九晒是指多次蒸、闷、晒,以利于药物成分和色泽的转化。地黄用酒蒸制时,所用辅料要比一般药物用量多。

实训十七　　熟地黄及醋五味子的蒸制

【实训目的】
(1)学会蒸制的操作方法,明确其注意事项,会判定成品质量。
(2)能说出蒸制的炮制目的、辅料的性质和作用。
【实训内容】
(1)酒蒸地黄。
(2)醋蒸五味子。
【实训器材】
铁锅(或小铜锅)、笼屉、蒸罐、搪瓷盘、筛、纱布、烧杯、量筒、漏斗。

【实训方法】

1. 操作方法

(1)酒蒸地黄:量取生地黄重量30%～50%的黄酒,倒入盛有净生地黄的盆内拌润,装入罐内时,要将剩余的黄酒倒入,为防酒气外逸,封口要严密。将罐置于锅内,罐底用物垫起,注入清水,水浴加热。注意添水,保持锅内水量。要水浴12小时,闷12小时,如此蒸、闷3次以上再取出,达到"黑似漆、甜如饴"的质量标准。倒出的酒熟地黄乌黑发亮。罐内剩余很少汁液,拌入熟地黄中,晾晒至外皮黏液稍干时,切厚片或块,置通风干燥处或密闭贮藏。每100kg净地黄,用黄酒30～50kg。

(2)醋蒸五味子:取净五味子,用米醋拌匀,闷润至醋被吸尽后,置笼屉或适宜容器内,蒸至黑色时,取出,干燥。用时捣碎。

2. 成品性状

(1)熟地黄为不规则的块片或碎块,表面乌黑色,有光泽,黏性大,质柔软而带韧性,不易折断,断面乌黑色,有光泽,气微,味甜。

(2)醋五味子表面乌黑色或棕黑色,油润,稍有光泽,有醋香气。

【注意事项】

(1)药物蒸前要大小分档。

(2)须用液体辅料拌蒸的药物应待辅料被吸尽后再蒸制。蒸制完毕后,若有剩余的辅料,应拌入药物后再进行干燥。

(3)炖时一般先用武火后用文火。

(4)要控制蒸制时间。需长时间蒸制的药物应不断添加开水。

【思考题】

1. 九蒸九晒法是如何操作的?

2. 熟地黄的炮制原理是什么?

第二节　煮制技术

煮法是将药物加辅料或不加辅料置于适宜容器内,加适量清水同煮的方法。

一、清水煮法

清水煮是将净制或切制后的药物与清水共煮的方法。多适用于某些有毒药物或不能用冷水软化的药物,如川乌、草乌、黄芩等。

1. 操作方法

(1)川乌、草乌清水煮法:取净药物,大小分档,用水浸泡至透,置于适宜容器内,加水没过药面,先用武火煮沸后,再改用文火加热,煮至内无白心时,取出,切片,干燥。

(2)黄芩清水煮法:取大小分档的净药材,直接(不洗润和浸泡)投入多量沸水中,煮沸一定时间,取出,趁热闷润至适合切制的程度,切片,干燥(不得暴晒)。

2. 注意事项

(1)含淀粉多的药物煮前要浸泡至透,以防煮制时间过长或煮不透。

(2)黄芩要置于沸水中煮制,以防变绿而损失药效。

二、加辅料煮法

1. 操作方法

(1)甘草汁煮法:取净药物,大小分档,置于煮制容器内,加入定量甘草汁,先用武火煮沸后,再改用文火加热,煮至汤液被吸尽,取出,干燥。除另有规定外,一般每100kg净药物,取甘草6kg,加入适量清水煎煮两次,第一次约30分钟,第二次约20分钟,合并两次煎液,浓缩至10倍甘草量的甘草汁。

(2)豆腐煮法:取豆腐置于适宜的煮制容器内,将大小分档的净药材放置于豆腐中间,加水没过豆腐,煮至规定程度时,取出,放凉,除去豆腐。除另有规定外,一般每100kg净药物,用豆腐200kg。

2. 注意事项

(1)药物要大小分档,分别煮制。

(2)注意掌握火力。一般先用武火煮至沸腾,再改用文火,保持微沸即可。

(3)药物应煮至汁液被吸尽。

实训十八　清水煮草乌

【实训目的】

(1)学会煮法的操作方法,明确其注意事项,会判定成品质量。

(2)能说出煮法的炮制目的、辅料的性质和作用。

【实训内容】

清水煮草乌。

【实训器材】

铁锅、搪瓷盘、筛、纱布、烧杯、量筒、漏斗。

【实训方法】

1. 操作方法　将净制、分档后的草乌,用水浸泡至透(切开内无干心),取出,加水煮沸4~6小时,煮至取大个及实心者切开内无白心,口尝微有麻舌感时,取出,晾至六成干,切厚片,干燥。

2. 成品性状　制草乌为不规则片状或长三角形片状,表面黑褐色或黄褐色,有灰棕色形成层环纹,体轻,质脆,断面有光泽,气微,微有麻舌感。

【注意事项】

(1)药物煮前要大小分档。

(2)传统煮制草乌等有毒药物时,要求煮后剩余的少量汁液应弃去,《中国药典》已不做此规定。

【思考题】

1. 清水煮草乌的炮制原理是什么?

2. 传统如何用口尝法检视制草乌的质量?

第三节　焯制技术

焯法是将净药物置于多量沸水中,浸煮短暂时间,取出,除去或分离种皮的方法。

一、操作方法

先将大量的清水加热至沸,再将净药物(或药物连同具孔盛器)置于沸水中,煮沸短时间(从水再沸腾起计时5～10分钟),至种皮由皱缩至膨胀,易于挤脱时,快速捞出,放入冷水中稍浸,凉后取出,搓开种皮与种仁,晒干,通过簸、筛,除去或分离种皮。

二、注意事项

(1)水量一般为药物量的10倍。

(2)焯制时间不宜过长,以免有效成分损失。一般苦杏仁、桃仁以5分钟为宜,白扁豆以10分钟为宜。

(3)焯制后,应当日干燥。否则易变色,影响成品质量。

实训十九　焯制苦杏仁

【实训目的】

(1)学会焯法的操作方法,明确其注意事项,会判定成品质量。

(2)能说出焯法的炮制目的。

【实训内容】

焯制苦杏仁。

【实训器材】

铁锅、铁丝筛、水盆、笊篱、搓皮板等。

【实训方法】

1. 操作方法　取净苦杏仁,称重,放入铁丝筛中,将10倍于苦杏仁量的水加热至沸,将盛有苦杏仁的铁丝筛一同置于沸水中,加热至水再沸腾时开始计时,煮沸5分钟,至外皮微膨胀时,取出,立即放冷水中稍浸,捞出,用搓皮板搓开种皮与种仁,当日干燥,筛或簸去种皮。

2. 成品性状　焯苦杏仁形如苦杏仁,无种皮,表面乳白色,气微,味苦。

【注意事项】

(1)焯苦杏仁时水温要始终保持在80℃以上。

(2)焯后,要当日干燥,以防变色。

【思考题】

1. 焯苦杏仁为什么要放在多量沸水中?

2. 焯苦杏仁的炮制原理是什么?

（黄　力）

第七章 毒性饮片炮制技术

毒性中药是指毒性剧烈、治疗剂量与中毒剂量相近，使用不当会致人中毒或死亡的药品。生产毒性中药饮片的企业必须通过国家 GMP 认证，并且其认证资质中明确标明可以生产毒性中药饮片。我国《医疗用毒性药品管理办法》规定：凡加工炮制毒性中药，必须按照《中国药典》或者各地市炮制规范的规定进行。生产毒性药品及其制剂，必须严格执行生产工艺操作规程，在本单位药品检验人员的监督下准确投料，并建立完整的生产记录，保存 5 年备查。在生产毒性药品过程中产生的废弃物，必须妥善处理，不得污染环境。

《医疗用毒性药品管理办法》中列有 28 种毒性中药品种。本章主要介绍某些具有辛辣味的有毒中药的炮制技术，如生半夏、生南星、白附子、生附子等。

一、毒性饮片炮制技术

1. **姜矾煮法** 姜矾煮的药物，有半夏、天南星、白附子等。

（1）操作方法。

1）姜半夏：取净生半夏，大小分开，用水浸泡至内无干心时，取出；另取生姜切片煎汤，加白矾与半夏共煮透，取出，晾至半干，切薄片，干燥，筛去碎屑。每 100kg 净半夏，用生姜 25kg、白矾 12.5kg。

2）制南星：取净生天南星，大小分档，放水中浸漂，每日换水 2～3 次。如水面起白沫时，换水后加白矾（每 100kg 天南星，加白矾 2kg），泡一日后，再进行换水，漂至切开口尝微有麻舌感时取出。另取生姜片、白矾置于锅内，加入适量水煮沸后，倒入天南星共煮至透心（无白心）时，取出，除去姜片，晾至四至六成干，切薄片，干燥，除去药屑。每 100kg 净天南星，用生姜、白矾各 12.5kg。

3）制白附子：取净生白附子，大小分档，用清水浸泡，每日换水 2～3 次，数日后如起黏沫，换水后加白矾（每 100kg 白附子，用白矾 2kg），泡一日后再换水，至口尝微有麻舌感为度，取出。另取白矾及生姜片加入适量水，煮沸后，倒入白附子共煮至无白心，捞出，除去生姜片，晾至六七成干，再闷润至内外柔软一致，切厚片，干燥，除去药屑。每 100kg 净白附子，用生姜、白矾各 12.5kg。

（2）注意事项。

1）药物复制前，要大小分档，使浸漂或煮制的时间一致。

2）姜半夏传统用水浸漂，现改为用水浸泡后，再姜矾煮。

3）浸漂时，每日应定时反复换水，并要勤检查，以防霉烂。

4）煮制时火力要均匀，并要勤翻动，以免焦糊。

2. **甘草黑豆煮法** 甘草黑豆煮的药物传统有川乌、草乌、白附子等有毒中药。现代川乌和草乌改为清水煮法,并已在前面叙述。而附子制备淡附片时,仍用甘草黑豆煮法。

(1)操作方法:取净盐附子(用食用胆巴和食盐水浸泡的附子),用清水浸漂,每日换水 2～3 次,至盐分漂尽,加入定量甘草、黑豆,再加水共煮至透心,切开后口尝无麻舌感时,取出,除去甘草、黑豆,切薄片,干燥。每 100kg 净盐附子,用甘草 5kg、黑豆 10kg。

(2)注意事项:盐附子应用清水浸漂至无咸味。应煮至内无干心、口尝无麻舌感为度。

3. **白矾水泡法** 清半夏传统上是每日换水浸漂、白矾煮制(每 100kg 清半夏,用白矾 12.5kg),现在改进为白矾水泡法。

(1)操作方法:取净生半夏,大小分开,用 8％白矾溶液浸泡至内无干心,口尝微有麻舌感,取出,洗净,切厚片,干燥。每 100kg 清半夏,用白矾 20kg。

(2)注意事项:浸泡时要制成 8％白矾溶液。一般每日搅拌 1～2 次,使辅料与药物充分作用。

4. **甘草石灰泡法** 法半夏用甘草石灰泡法,以降低毒性,增强燥湿化痰作用。

(1)操作方法:取净半夏,大小分档,用水浸泡至内无干心时,取出;另取甘草适量,加水煎煮 2 次,第一次 30 分钟,第二次 20 分钟,合并煎液,倒入用适量水制成的石灰液中,搅匀。再加入上述已浸透的半夏浸泡,每日搅拌 1～2 次,并保持浸液 pH 值 12 以上,至剖面黄色均匀,口尝微有麻舌感时,取出,洗净,阴干或烘干。每 100kg 净半夏,用甘草 15kg、生石灰 10kg。

(2)注意事项:浸泡液 pH 值保持在 12 以上。泡至剖开内部黄色均匀,口尝微有麻舌感。

5. **胆汁制法**

(1)操作方法。

1)蒸法:取制天南星细粉,加入净胆汁(或胆膏粉及适量清水)拌匀,蒸 60 分钟至透,取出,放凉,制成小块,干燥。每 100kg 制天南星细粉,用牛(或羊、猪)胆汁 400kg(或胆膏粉 40kg)。

2)发酵法:取生南星粉,加入净胆汁(或胆膏粉及适量清水)拌匀,放温暖处,发酵 7～15 日,再连续蒸或隔水炖 9 昼夜,每隔 2 小时搅拌 1 次,除去腥臭气,至呈黑色浸膏状,口尝无麻味为度,取出,晾干。再蒸软,趁热制成小块。每 100kg 生天南星细粉,用牛(或羊、猪)胆汁 400kg(或胆膏粉 40kg)。

(2)注意事项。

1)蒸法制备胆南星因时间短,须用制南星粉,而发酵法制备时间较长,用生南星粉。

2)发酵过程应注意温度、湿度、防霉、防蛀。

6. **九转胆星制法**

(1)操作方法:将生天南星研成细粉,每 500g 加入新鲜的滤除杂质的牛胆汁 800g,搅拌使均匀混合,置于缸中发酵,数日后逐渐产生大量泡沫,发酵完毕后,覆盖并密封,放置经年。第二年春季取出半干的松块,每 500g 再加入净鲜牛胆汁 700g,搅拌均匀后,装于空的牛胆囊皮中,扎紧,置避光通风处。第三年春季将胆囊取下来,用水洗净外部的尘土,取出内容物,碾成粗粉,每 500g 粗粉再与牛胆汁 600g 如上法混合后,装入囊中,扎紧,置避光通风处。如此每年春季反复操作并添加新的胆汁,每次递减胆汁 100g。第六转的胆星,剥除囊皮,研成细粉,每500g 细粉加 400g 黄酒,混合均匀,制成块状或压成片状,再蒸制约 1 小时,取出,切成小块或小片,即可。

(2)注意事项:制备九转胆星用生天南星粉。取九转胆星时应仔细剥去囊皮,因为囊皮已与里面的胆星粘在一起。九转胆星为疏松的、像豆腐渣样或发酵过的酒糟样的颗粒。

二、口尝法应遵循的原则

具有辛辣味的有毒药物,应严格控制其炮制品质量。传统用口尝法检视,以微有麻舌感为度。《中国药典》(2015年版)除了规定含量外,仍将口尝法作为判断程度是否适中的依据。

1. 遵循的原则

(1)取样方法:将药物用刀剖成两瓣,在药物的中心部位取样。

(2)取样量:用刀挖取100~150mg(约绿豆粒大小)。

(3)咀嚼部位及时间:将药物放口中,在舌前1/3处咀嚼半分钟。

(4)麻舌感出现的时间:当时不麻,2~5分钟后出现麻舌感。

(5)麻舌感维持的时间:麻舌时间维持20~30分钟后才逐渐消失。

2. 注意事项

(1)要在药物的中心部位取样。

(2)应在舌前咀嚼,因舌尖的味觉神经最丰富。

(3)取样量不能太多,以防中毒。

实训二十　姜半夏的制备及刺激性试验

【实训目的】

(1)学会姜半夏的炮制方法,能正确判断成品质量。

(2)学会毒性药物炮制后"微有麻舌感"的检查方法。

(3)能说出毒性药物炮制的目的。

【实训内容】

(1)姜半夏的制备。

(2)半夏炮制前后的刺激性比较。

【实训器材】

1. 姜半夏的制备　瓷盘、瓷盆、筛、刀、量筒、烧杯、电炉、玻璃棒等。

2. 刺激性试验　烧杯、量杯、乳钵、滴管、兔盒、洗瓶、200目筛等。

【实训方法】

1. 姜半夏的制备

(1)操作方法:取净半夏,大小分开,用水泡至内无干心时,另取生姜切片煎汤,加白矾与半夏共煮透,取出,晾至半干,切薄片,干燥。筛去碎屑。每100kg净半夏,用生姜25kg,白矾12.5kg。

(2)成品性状:姜半夏为不规则薄片,片面淡黄棕色,常见角质样光泽,气微香,味淡,微有麻舌感,嚼之略黏牙。

2. 半夏的刺激性试验

(1)口尝法:取姜半夏剖开,从中心部位挖出少许(绿豆粒大),放于舌前1/3处,咀嚼0.5分钟,记录何时出现麻舌感,何时消失。再以同样方法比较生半夏的麻舌感。

(2)动物实验:取生半夏和姜半夏粉末(200目)各2g,分别用生理盐水研磨,使成20%混悬液。选取体重2~4kg的家兔(要求双眼无红肿、无溃疡者),将其固定后,提起上、下眼睑,使成三角形,左右两眼分别滴入生半夏混悬液和清半夏混悬液各0.2ml,轻轻合闭上、下眼睑,注意不要使药液溢出,使药液与整个眼结膜充分接触,4分钟后,立即用40ml生理盐水冲洗,1小时后比较眼结膜的变化情况,根据下列划分标准进行记录,并判定刺激性大小。

"—"上下眼睑与实训前一样,无明显变化。

"＋"仅于上眼睑或下眼睑或上下眼睑出现小水疱。

"＋＋"同上,但水疱较大,更为明显。

"＋＋＋"上下眼睑结膜有明显水肿,眼睑轻度外翻。

【注意事项】

(1)药物要大小分档,使浸泡和煮制的时间一致。

(2)煮制时火力要均匀,并要勤翻动,以免焦糊。

(3)进行动物实验时,药液在滴入两眼前要充分混匀,眼结膜中的药液用生理盐水冲洗时,各组所用生理盐水应尽量一致,以便于比较结果。

【思考题】

1.半夏的炮制品有哪些?说出各炮制品的作用特点。

2."口尝微有麻舌感"的试验结果如何?

(刘平平)

第八章 发酵及发芽技术

发酵与发芽均借助于酶或霉菌的作用,使药物通过发酵与发芽的过程,改变其原有性能,增强或产生新的功效,扩大用药品种,以适应临床用药的需要。

第一节 发酵技术

发酵是在一定的温度和湿度条件下,使净制或处理后的药物,由于霉菌或酶的催化分解作用,发泡、生衣的方法。

一、药物加面粉发酵

1. 操作方法

(1)六神曲的制备:①原料,面粉100kg,苦杏仁、赤小豆各4kg,鲜青蒿、鲜苍耳草、鲜辣蓼各7kg;②制法,将苦杏仁和赤小豆碾成粉末(或将苦杏仁碾成泥状,赤小豆煮烂),与面粉混匀,再将鲜青蒿、鲜苍耳草、鲜辣蓼等药物用适量水煎汤(占原料量的25%~30%),将汤液陆续加入面粉中,揉搓成粗颗粒状,以手握成团、掷之即散为度,置于木制模型中压成扁平方块(33cm×20cm×6.6cm),再用粗纸(或鲜荷麻叶)包严,放置于木箱或席篓内,每块间要留有空隙,按"品"字形堆放,上面用鲜青蒿或厚棉被等物覆盖保温。一般室温在30~37℃,经4~6日即能发酵,待表面全部生出黄白色霉衣时,取出,除去纸或荷麻叶,切成小方块,干燥。

(2)建神曲的制备:①原料,炒麦芽、炒谷芽、炒山楂各9kg,青蒿、辣蓼、苍耳草各6.5kg,藿香、陈皮、紫苏、香附、苍术各6kg,苦杏仁、赤小豆各4kg,槟榔、薄荷、白芷、厚朴、木香、炒枳壳各3kg,官桂、甘草各5kg,生麸皮21kg,面粉10.5kg;②制法,将上述各药共研细粉,与生麸皮混匀,再将面粉制成稀糊,趁热与上述药粉糅合制成软材,压成小块状,使充分发酵,外表长出黄色菌丝时,取出,干燥。

(3)半夏曲的制备:①原料,法半夏100kg,面粉400kg,赤小豆、苦杏仁、鲜青蒿、鲜辣蓼、鲜苍耳草各30kg;②制法,取法半夏、赤小豆、苦杏仁共碾细粉,与面粉混合均匀,加入鲜青蒿、鲜辣蓼、鲜苍耳草之煎液,搅拌均匀,揉搓成粗颗粒状,以手握成团、掷之即散为度,置于木制模型中压成扁平方块,再用粗纸(或鲜荷麻叶)包严,放置于木箱或席篓内,每块间要留有空隙,按"品"字形堆放,上面用鲜青蒿或厚棉被等物覆盖保温。一般室温在30~37℃,经4~6日即能发酵,待表面全部生出黄白色霉衣时,取出,除去纸或荷麻叶,切成小方块,干燥。

(4)沉香曲的制备:①原料,沉香、广木香各200g,广藿香、檀香、降香、羌活各300g,前胡、桔梗、麸炒枳壳、槟榔、炒谷芽、炒麦芽、白芷、麸青皮、陈皮、防风、乌药各400g,葛根、柴胡、姜厚朴、广郁金、白豆蔻、春砂仁各100g,生甘草150g;②制法,将以上24味药物分别研成细粉,过筛,除沉香外,将其他各药混合均匀。另按每100g细粉取六神曲25g的量,将六神曲做成稀薄浆糊,与上述混合粉末拌合均匀,做成软材,压入已用沉香粉荡过的模型中,制成黄棕色小块状,低温干燥。

2.注意事项

(1)原料在发酵前应进行杀菌处理,以免杂菌影响发酵质量。

(2)发酵过程必须一次完成,不得中断或中途停顿。

(3)必须在适宜的温度和湿度条件下发酵。

(4)发酵过程中,前期要保温,后期应适当通风,使发酵有适宜的温度和充足的氧气。

(5)建神曲各地炮制规范的处方不尽相同,功效不尽一致,临床使用时应注意。

二、药物直接发酵

1.操作方法

(1)淡豆豉的制备:取黑大豆,洗净。另取桑叶、青蒿加水煎煮,滤过,将煎汁拌入净大豆中,待汤液被吸尽后,置蒸制容器内蒸透,取出,稍凉,置容器内,用煎过汁的桑叶、青蒿覆盖,在温度25~28℃、相对湿度80%的条件下,闷至发酵、长满黄衣时,取出,去药渣,加适量水搅拌,捞出,置容器内,保持温度50~60℃,闷15~20日,充分发酵,当有香气逸出时,取出,略蒸,干燥。每100kg黑大豆,用桑叶、青蒿各7~10kg。

(2)红曲的制备:将白粳米置入发酵容器,加水淹没白粳米,浸泡12~24小时,使其充分吸水,然后取出蒸20分钟;用40℃的无菌水配制成5%的醋酸溶液,加入菌种母液,每瓶100ml,在32℃孵育6小时;待蒸过的白粳米温度降到40℃时,与上述菌液充分搅拌,使米变为通红色,开始进行发酵。开始的24小时温度控制在26~30℃,由于曲米发酵产生热量,因此在发酵过程中要有控温装置。48小时后需要补充纯净水,并每隔2小时淋水一次,使含水量维持在38%~40%,并适当搅拌使发酵均匀。待粳米完全变为紫色时,倒出,堆积,加盖布袋放置一夜。当掰开米粒,内断面为红色时,晒干,即可。

(3)百药煎的制备:取净五倍子,研成细粉(过80目筛),加入酒曲末,混匀。再将茶叶煎煮成茶叶水,拌合、揉搓均匀,切成小块,置适宜容器中,上盖湿布,放温暖处发酵,待其表面全部长出白霜时,取出,晒干。每100kg五倍子,用酒曲25kg、茶叶6.3kg。

2.注意事项

(1)淡豆豉发酵后再闷过程对成品性状的形成有重要影响。

(2)制备红曲时,由于菌种、培养条件和制取工艺不同,可以分别得到脂溶性、醇溶性和水溶性三类红曲色素。其中,水溶性红曲色素用途最广。

(3)红曲应避光保存。在光照下,其主要成分含量均下降,红颜色也逐渐变淡。

(4)百药煎以表面长满银白色菌丝,闻之具芳香气,无霉烂发臭味为佳。

实训二十一　六神曲的制备

【实训目的】

(1)学会发酵的操作方法。

(2)明确发酵所必需的条件,及影响成品质量的因素。

(3)能说出发酵的炮制目的。

【实训内容】

制备六神曲。

【实训器材】

电炉、铁锅、药铲、筛、竹匾、瓷盆、瓷盘、刀、模具等。

【实训方法】

1.制备方法

(1)粉碎及混合:将杏仁和赤小豆碾成粉末(或将杏仁碾成泥状,赤小豆煮烂),与面粉、麦麸混合均匀。

(2)煎汤与拌曲:将鲜青蒿、鲜苍耳草、鲜辣蓼用适量水煎煮两次,合并煎液,占原料量的25%～30%,将汤液陆续加入面粉中,揉搓成粗颗粒状,以手握成团、掷之即散为度。

(3)成型及包曲:将拌好的曲料置于特制的木制模盒中(33cm×20cm×6.6cm),压成扁平方块,倒出后,用粗纸或新鲜的苘麻叶包严。

(4)堆曲及发酵:将包好的曲料放置于木箱或席篓内,按"品"字形堆放,每块间要留有空隙,上面用鲜青蒿或厚棉被等物覆盖,置室温30～37℃、相对湿度在70%～80%的环境中,前1～2日要保温保湿,第3～4日要注意通风、降温,要控制发酵体内温度(习称"品温")不能超过48℃,最好在45℃以下,经5～6日发酵,待表面全部生出黄白色霉衣时,取出,除去纸或苘麻叶。

(5)干燥及贮藏:将制得的六神曲,切成小方块,干燥,及时收贮。

2.成品性状 六神曲为灰黄色块状,表面粗糙,内部生有斑点,质地较硬,气味芳香,无霉气。

【注意事项】

(1)发酵过程中要保证一定的温度和湿度。

(2)要勤检查,防止发酵过度。

(3)发酵过程要一次完成。

【思考题】

1.试述发酵的操作要点和成品质量标准。

2.发酵最适宜的条件是什么?

第二节　发芽技术

发芽是新鲜成熟的果实或种子,在一定的温度或湿度条件下,萌发幼芽的方法,亦称蘖法。

一、操作方法

(1)选种:选取新鲜、粒大、饱满、色泽鲜艳、发芽率在85%以上的果实或种子。

(2)晒种:将待发芽的果实或种子置日光下暴晒。

(3)浸种:将净选后的果实或种子,用适量清水或8%的石灰水浸泡适当时间(春、秋浸泡4～6小时,冬季8小时,夏季4小时)。

(4)发芽:将浸泡适度的果实或种子,平摊于能透气漏水的容器中,或摊于铺有竹席的地面上,上面用湿物盖严,控制温度和湿度。温度一般保持在 18～25℃,每日喷淋清水 2～3 次,保持湿润。经 2～3 日即可萌发幼芽,待芽"咬白"时,增加喷水次数,并适当通风,当幼芽长 0.5～1cm 时,停止发芽。

(5)干燥:将药物掰开,及时摊开晒干或烘干。

二、注意事项

(1)应选发芽率在 85% 以上的果实或种子。

(2)发芽前的种子最好经过暴晒处理,以起到杀菌和促进种子后熟的目的。

(3)发芽用水以井水最佳,且宜冬暖夏凉。

(4)以芽长 0.5～1cm 为宜,发芽过长则影响药效。

(5)要适当避光操作,并要勤检查和淋水,防止发热霉烂。

实训二十二 大豆黄卷的制备

【实训目的】

(1)学会发芽的操作方法。

(2)明确发芽所必需的条件,及影响成品质量的因素。

(3)能说出发芽的炮制目的。

【实训内容】

制备大豆黄卷。

【实训器材】

筛或罗等漏水容器、纱布或棉花、盆等。

【实训方法】

1. 操作方法　选取成熟、籽粒饱满的黄大豆,倒入 50℃ 的热水中,温浸约 8 小时,至形体膨胀、胚根萌动时,取出。另取能排水的容器(铁丝筛或罗),底部用纱布或棉花垫起,倒入浸泡好的黄大豆,上盖湿布,放置于 18～25℃ 的避光环境中生芽,以免芽变青绿色。发芽过程中,还要用 30℃ 的温水,早、晚各浸泡 2 分钟,为黄大豆的发芽,提供充足的水分和适宜的温度,并注意适度通风,以提供充足的氧气。大豆的芽长至 0.5～1cm 的发芽标准时,方可停止温浸和生芽。出芽的大豆,胚根粗短,稍有弯曲。干燥时,先晾至半干,再晒至全干,以免种皮脱落。

2. 成品性状　大豆黄卷为带芽的黄豆或黑豆,芽黄色,卷曲。发芽率在 85% 以上。

【注意事项】

(1)发芽过程中要保证一定的温度和湿度。

(2)待芽长至规定要求时,要及时干燥。

【思考题】

1. 试述发芽的操作要点和成品质量标准。

2. 传统上可否用黑大豆发芽?

(谭　鹏)

<table>
<tr><td>第九章</td><td></td></tr>
</table>

第九章　制霜技术

制霜是指药物去油制成松散粉末,或渗透析出细小结晶,或用其他方法制成细粉或粉渣的方法。制霜技术主要包括去油制霜法、渗析制霜法、升华制霜法、副产品制霜法等。

一、去油制霜法

去油制霜是将净种仁碾成泥状,经微热后压榨去油,再碾成松散粉末的方法。

1. 操作方法

(1)巴豆霜:①压油制霜。巴豆搓去果皮,取出种子后,还要用搓皮板搓去种皮(或者拌入稠米汤,暴晒或烘裂后,再搓去种皮),取种仁。将巴豆种仁串轧成泥状,用草纸或能吸收油分的纸张包裹,外用布包严,蒸热,用压榨器榨去油,如此反复数次,至药物松散成粉,不再黏结成饼,含油量控制在18%～20%为度,再研成松散粉末;量少者,可将巴豆仁碾成泥状后,用数层吸油纸包裹,经微热后,反复压榨换纸,以达到上述要求为度。研散后的巴豆霜粉末,要进行筛选,以利于入丸、散剂内服,并能除去夹杂在巴豆霜中的粗颗粒,以免服后中毒。②稀释法制霜。取净巴豆仁研烂后,测定脂肪油含量,加定量的淀粉稀释,过筛,使脂肪油含量控制在18%～20%,混匀,即得。

(2)千金子霜:取净千金子,搓去种皮,碾成泥状,用布包严,蒸热,压榨去油,如此反复操作,至药物松散不再黏结成饼,碾细备用。量少者,碾碎后用数层吸油纸包裹,加热,反复压榨换纸,至纸上不显油迹,研成松散粉末。本品含脂肪油应为18%～20%。

(3)木鳖子霜:取净木鳖子仁,炒热,碾末,用数层吸油纸包裹,压榨去油,反复数次,至吸油纸上不再出现油迹,药物由黄白色变为白色或灰白色时,再研成松散粉末。

(4)大风子霜:取净大风子仁,碾成泥状,用布(少量可用数层吸油纸)包严,蒸热,压榨去油,如此反复操作,至药物不再黏结成饼为度,再研成松散粉末。

(5)柏子仁霜:取净柏子仁,碾成泥状,用布(少量可用数层吸油纸)包严,蒸热,压榨去油,如此反复操作,至药物不再黏结成饼为度,再研成松散粉末。

2. 注意事项

(1)药物应加热或放置于热处,趁热压榨去油。

(2)要勤换吸油纸,以尽快吸去油质,缩短炮制时间。

(3)有毒药物去油制霜时应注意劳动保护,以免引起中毒。

二、渗析制霜法

渗析制霜是药物与物料经加工析出细小结晶的方法。代表性药物为西瓜霜。

1. 操作方法

(1)西瓜析霜:取整个新鲜、无伤痕的西瓜,沿蒂头切一厚片做顶盖,挖出部分瓜瓤,将皮硝填入瓜内,盖上顶盖,用竹签插牢,用碗或碟托住,用网兜兜起,悬挂于阴凉通风处,待西瓜表面析出白霜时,用软毛刷轻轻刷下,随析刮下,直至无白霜析出为止,晾干。每 100kg 西瓜,用皮硝 15kg。

(2)瓦罐析霜:选新鲜成熟的西瓜,称重、洗净后,切成碎块。按西瓜重量的 15% 称取皮硝。将不带釉的瓦罐洗净,晾干。装罐时,先装一层西瓜碎块,再放一层芒硝,层层堆放至罐容量的 4/5,以免芒硝与西瓜作用后,汁液溢出罐外。装好后,将罐口封严、扎紧,并将罐鼻用绳栓起,悬挂于阴凉通风处,待瓦罐表面析出白霜时,用软毛刷轻轻刷下,随析刮下,直至无白霜析出为止,晾干。每 100kg 西瓜,用皮硝 15kg。

2. 注意事项

(1)宜在气候凉爽干燥的秋季制备,夏季湿度大时难以得到结晶。

(2)应随时刷下析出的结晶,否则影响霜的析出。

(3)刷下的结晶应密封贮藏。

三、升华制霜法

升华制霜是药物经过高温加工处理,升华成结晶或细粉的方法。代表性药物为砒霜。

1. 操作方法　取净信石,碾碎,置于煅锅内,上置一口径较小的无耳铁锅或瓷蒸发皿,两锅接合处先用湿牛皮纸或湿草纸封堵,再用盐泥封固,上压重物,盖锅底部贴一白纸条或放几粒大米,用文武火加热,煅至白纸或大米呈老黄色时,离火,待凉后,收集盖锅上的结晶。

2. 注意事项　制得的砒霜越纯净,毒性越大,应防止中毒。

四、副产品制霜法

副产品制霜是药物经过多次长时间煎熬后所剩的粉渣另作药用,或收集产品加工时的副产物作药用的方法。代表药物为柿霜。

1. 操作方法

(1)柿霜:秋季摘下成熟的柿子,削去外皮,挂起,日晒夜露,约经 1 个月后,放置于席圈内,再经 1 个月左右,在柿饼表面渗出一层白色粉霜,刷下后,即为柿霜。

(2)柿霜饼:将柿霜放置于锅内加热熔化,至饴糖状时,趁热倒入特制的模具(类似于柿饼状)中,待冷却后,取出,干燥,即为柿霜饼。

2. 注意事项　制备柿霜,应置阴凉处,日晒夜露。

实训二十三　巴豆霜的制备及含油量测定

【实训目的】

(1)学会制备巴豆霜的操作方法,明确其质量判定标准及注意事项。

(2)能说出巴豆制霜时加热的目的,及制备巴豆霜的炮制原理。

(3)能说出巴豆霜中巴豆油含量与巴豆霜质量的关系。

【实训内容】

(1)巴豆霜的制备。

(2)巴豆油的含量测定。

【实训器材】

1. 巴豆霜的制备　乳钵、铜筛、草纸、压榨器、蒸锅、电炉等。

2. 巴豆油含量测定　索氏提取器、烧瓶、称量瓶、水浴锅、天平、滤纸、乳钵、蒸发皿、量筒等。

【实训方法】

1. 操作方法

(1)传统制霜法:取净巴豆仁,碾成泥状,用布包严,蒸热,用压榨器榨去油,如此反复数次,至药物松散成粉,不再黏结成饼为度,再研成松散粉末。量少者,可将巴豆仁碾成泥状后,用数层吸油纸包裹,经微热后,反复压榨换纸,以达到上述要求为度。

(2)《中国药典》制霜法。

1)巴豆中含油量测定:将巴豆仁碾碎,取约 5g,精密称定,装入滤纸筒内,上下均塞脱脂棉,置于干燥的索氏提取器中,由提取管上装入无水乙醚 120ml,连接冷凝装置,于 50℃左右恒温水浴中提取 2.5～3 小时,至提取完全,回收乙醚,然后将烧瓶中的提取液倒入预先洗净、于 100℃干燥而精密称重的蒸发皿中,并用少量无水乙醚洗净烧瓶,一并加入蒸发皿中,在水浴上徐徐蒸发,挥尽乙醚,然后置于烘箱中,100℃干燥 1 小时取出,移入干燥器中冷却 30 分钟,精密称定,按式(9-1)计算巴豆油的百分含量。

$$巴豆油含量(\%)=\frac{巴豆油重量}{样品重量}\times100\% \qquad (9\text{-}1)$$

巴豆油提取完全的检查方法:从提取管中吸取 10 滴乙醚提取液于表面皿上,置于水浴锅上挥尽乙醚,然后加入 4～5 粒无水硫酸钠,置于电炉上加热,若无丙烯醛气味;或将乙醚提取液滴于白色滤纸上,使乙醚挥尽,若无油迹,则为提取完全。

2)巴豆霜的制备:取已知含油量的净巴豆仁,称重,碾成泥状,加入定量淀粉稀释,混合均匀,过 100 目筛,即得巴豆霜。加入淀粉的重量用式(9-2)计算:

$$加入淀粉量(g)=\frac{W[V-(18\%～20\%)]}{(18\%～20\%)} \qquad (9\text{-}2)$$

式中,W 为巴豆仁的重量(g);V 为测得的巴豆油含量(%)。

2. 成品性状　巴豆霜为粒度均匀、松散的淡黄色粉末,显油性,味辛辣。其含油量应为 18%～20%。

【注意事项】

(1)制备巴豆霜应戴口罩、手套,所用器具应及时洗刷干净。

(2)挥发乙醚时,水浴温度以 40℃为宜,且必须完全挥尽后,才能于烘箱内干燥。

【思考题】

1. 制备巴豆霜为什么要加热处理?

2. 巴豆霜的质量应从哪些方面进行控制?

(张俊生)

第十章 其他加工技术

第一节 煨制技术

煨制是将药物用湿面或湿纸包裹后,埋在有余烬的热火灰或加热的滑石粉中,或将药物直接置于加热的滑石粉中,或将药物与麦麸同置于炒制容器内、文火加热,或将药物与吸油纸层层间隔平铺、隔纸加热,以除去部分油质的方法。

一、裹煨法

1. 操作方法

(1)面裹煨:取面粉加入适量水,做成面块,压成薄片,将净药物逐个包裹;或将净药物表面用水湿润,如水泛丸法包裹面粉6~7层。晒至半干,埋入无烟热火灰中(传统),或置于已加热至滑利状态的滑石粉或河砂中(现代),文火加热,适当翻动,至面皮呈焦黄色时,取出,筛去辅料,放凉,剥去面皮。每100kg净药物,用面粉50kg。滑石粉或砂的用量,以能将药物全部掩埋并剩余部分为宜。

(2)纸裹煨:将草纸裁成宽长条,用水湿润,将净药物用湿草纸卷包3~4层,捏实,晾至半干,埋入无烟热火灰中(传统),或置于已炒热的滑石粉中(现代),文火加热,适当翻动,至纸呈焦黑色时,取出,去纸,放凉。每100kg净药物,用滑石粉50kg。

2. 注意事项

(1)面裹煨时,药物表面先挂滑石粉衣,再包裹面皮,利于煨熟药物后剥去面皮。

(2)煨法操作应温度低、时间长,以利于油的溢出。

二、烘煨法

1. 操作方法 将净药物与吸油纸间隔平铺数层,上下用木板夹住,扎紧,使药物与吸油纸紧密接触,放烘干室或较高温度处,至药物所含油分渗透到纸上时,取出,放凉。每100kg净药物,用吸油纸适量。

2. 注意事项 吸油纸间隔平铺数层,并扎紧,至纸上呈油迹为度。

三、麸煨法

1. 操作方法 取净药物与麦麸同置于锅内,文火加热,缓缓翻动,至麦麸呈焦黄色时,取出,筛去麦麸。每100kg净药物,用麦麸30~40kg。

2.**注意事项**　麸煨一般要求麸药同下,且火力低;而麸炒法是先将麦麸撒入热锅内,中火加热至起烟后再投入药物拌炒。

四、滑石粉煨法

1.**操作方法**　将滑石粉置于锅内,加热至滑利状态时,投入净药物,文火加热,翻埋至药物呈深棕色并有香气逸出时,取出,筛去滑石粉,放凉。每 100kg 净药物,用滑石粉 40～50kg。

2.**注意事项**　滑石粉煨与滑石粉烫不同。主要区别是煨法辅料用量大,锅温低,受热时间长。

实训二十四　肉豆蔻等药物的煨制

【实训目的】
(1)学会煨法的操作方法、成品质量判断方法。
(2)能说出煨法的炮制目的。

【实训内容】
(1)面裹煨肉豆蔻。
(2)麸煨葛根。
(3)烘煨木香。

【实训器材】
泛丸匾、药铲、切刀、砧板、盆等。

【实训方法】

1.**操作方法**

(1)面裹煨肉豆蔻:将净肉豆蔻用清水洗净,置泛丸匾内,撒入滑石粉,晃动泛丸匾,使滑石粉黏附于肉豆蔻表面,泛至肉豆蔻表面均匀地挂满一层滑石粉衣为止。然后再包裹面皮,包面皮的方法有两种,一是取面粉加水适量混合均匀成适宜的团块,再压成 0.3～0.5mm 厚的薄片,将肉豆蔻逐个包裹,团圆至表面光洁;二是挂上滑石粉衣后,再在泛丸匾内撒入面粉,用水泛丸法包裹 6～7 层湿面粉,滚撞至表面光洁。包裹面皮后应晾至半干,再投入已加热至滑利状态的滑石粉中,适当翻动,至面皮呈焦黄色时,取出,筛去滑石粉,剥去面皮。每 100kg 净肉豆蔻,用面粉 50kg。

(2)麸煨葛根:取少量麦麸撒入热锅内,用文火加热,待起烟后,加入葛根片,上面再撒麦麸,煨至下层麦麸呈焦黄色时,随即用铁铲将葛根与麦麸不断翻动,至葛根片呈焦黄色时,取出,筛去麦麸,放凉。每 100kg 净葛根,用麦麸 30kg。

(3)烘煨木香:取未干燥的木香片,平铺于吸油纸上,一层木香一层纸,如此间隔平铺数层,上下用平坦木板夹住,以绳捆扎结实,使木香与纸贴紧,放于温度较高的地方,使油渗于纸上,重复操作至纸上无油迹时,取出木香,放凉。

2.**成品性状**

(1)煨肉豆蔻表面呈棕褐色,指甲刻划有明显的油痕,断面大理石样花纹不明显,稍显油性,气香,味辛。

(2)煨葛根表面焦黄色或微浅,气微香。

(3)煨木香颜色加深,香气明显减弱,含油量降低。

【注意事项】

(1)煨制时火力不宜过大,以使油质慢慢被辅料吸收。

(2)煨木香应为未干燥的木香片。

【思考题】

1.煨法在时间和炮制目的上有什么特点?

2.麸煨与麸炒有什么异同点?

第二节　提净技术

提净是指对于某些矿物药,特别是一些可溶性无机盐类药物,经过溶解、过滤、重结晶处理,使之进一步纯净的方法。

一、提净朴硝法

1.操作方法

(1)朴硝:取芒硝的天然产品,加热溶解,滤过,除去泥沙及其他不溶性杂质,将滤液静置,析出结晶粗品。

(2)芒硝:取定量鲜萝卜,洗净,切成片,置于加热容器内,加入适量水煮透,捞出萝卜,再投入适量朴硝共煮,至全部溶化,取出,滤过或澄清以后取上清液,放冷,待结晶大部分析出后,取出,置于避风处适当干燥,即得。其结晶母液经浓缩后可继续析出结晶,直至不再析出结晶为止。本品含硫酸钠不得少于99.0%,含重金属、砷盐均不得过百万分之十。每100kg朴硝,用萝卜20kg。

2.注意事项

(1)提净朴硝宜在秋末冬初进行,以利于结晶的析出。

(2)提净后的芒硝应密闭贮藏。

二、提净硇砂法

1.操作方法　取净硇砂块,置于沸水中溶化,过滤后倒入搪瓷盆中,加入定量米醋,将搪瓷盆放置于锅内,隔水加热蒸发,当液面出现结晶时随时捞起,至无结晶析出为止,干燥。或将上法滤过获得的上清液置于非铁质容器中,加入定量米醋,加热蒸发至近干时,再自然干燥,取出。每100kg硇砂,用米醋50kg。

2.注意事项　应用非铁质容器提净。要随时捞起析出的结晶。

三、制备玄明粉法

1.操作方法　取重结晶之芒硝,打碎,用草纸包裹,悬挂于阴凉通风处;或取芒硝置于平底盆内,露放通风处,令其风化,失去结晶水,成白色质轻粉末,过筛,即得。本品含硫酸钠不得少于99.0%。

2.注意事项　应在阴凉通风处制备;制备时温度不能过高,以防芒硝熔化。

实训二十五　朴硝的提净

【实训目的】

(1)学会提净的操作方法,能正确判断其成品质量。

(2)能说出提净的炮制目的。

【实训内容】

提净朴硝。

【实训器材】

电炉、切刀、砧板、烧杯或盆、稻草等。

【实训方法】

1. 操作方法　先称重朴硝,再按朴硝量称取鲜萝卜。将萝卜洗净,切片,置于锅内,加适量水煮至萝卜片较容易掐断时(约 10 分钟),捞去萝卜,所得煎汁量以能将朴硝完全溶解为宜。将朴硝倒入萝卜汁中,武火煮至充分溶解后,用纱布过滤,或静置澄清以后取上清液,弃去杂质,为利于析出的结晶附着,可在溶液中竖立几根稻草,放冷,静置出硝。缸壁和稻草上,析出白色透明的针状(形似麦芒,称芒硝)、棱柱状(形似马牙,习称马牙硝)、长条形及不规则形等结晶体。取出,置于避风处适当干燥,即得。其结晶母液经浓缩后可继续析出结晶,直至不再析出结晶为止。每 100kg 朴硝,用萝卜 20kg。芒硝含硫酸钠不得少于 99.0%。

2. 成品性状　芒硝无色透明或类白色半透明,质脆,易碎,断面呈玻璃样光泽,气微,味咸。

【注意事项】

(1)芒硝传统上又称马牙硝。

(2)提净时加水量不宜过多,一般为朴硝量的 2～3 倍,以达到药物全部溶解即可。

(3)提净芒硝不宜在夏季进行,因温度高,结晶难以析出。

【思考题】

1. 朴硝为什么要提净?

2. 芒硝重结晶时适宜的温度大约是多少?

第三节　水飞技术

水飞是指某些不溶于水的矿物、贝壳类药物,经反复研磨成细粉后,利用粗细粉末在水中悬浮性不同的特点而分离、制备极细腻粉末的方法。

一、朱砂粉的制备

1. 操作方法　取朱砂,碾成粗颗粒,用磁铁吸去铁屑,置于乳钵内,加入适量清水润湿,研磨成糊状,至感觉细腻无声时,加多量清水搅拌,使成红色混悬液,稍停片刻,待粗粉下沉后,倾出上层混悬液。下沉的粗粉如上法继续研磨,反复数次,直至不能再研为止,最后将不能混悬的杂质弃去。将倾出的混悬液合并,静置,待完全沉淀后,先用纱布或棉花搽去位于水面上部的红色漂浮物(习称锡膜),再倾去上部的清水,滤去底部细粉浆液中的水分,晾干或40℃以下干燥,研散研细,即得极细粉末。或取朱砂用磁铁吸除铁屑,用球磨机研磨水飞成细粉,晾干或40℃以下干燥,过200目筛。本品含硫化汞不得少于98.0%。

2. 注意事项　朱砂研磨时要忌铁器;研磨时加水量能湿润药物即可;搅拌混悬时加水量宜大,以利于混悬和除去有毒物质或杂质;干燥时以晾干或40℃以下烘干为宜。

二、雄黄粉的制备

1. 操作方法　取净雄黄,置于乳钵内,加入适量清水研细,然后加多量清水搅拌,倾取混悬液。下沉的粗粉再如上法反复操作多次,直至不能再研为止。弃去杂质,合并混悬液,静置后倾去上面的清水,取沉淀,晾干,研细。本品含砷量以二硫化二砷计,不得少于90.0%。

2. 注意事项　同上述制备朱砂粉的注意事项。

实训二十六　朱砂水飞及朱砂粉的质量检查

【实训目的】

(1)学会水飞法的操作方法,能正确判断其成品质量。

(2)能说出水飞法的炮制目的。

【实训内容】

水飞朱砂。

【实训器材】

乳钵、磁铁、瓷盆等。

【实训方法】

1. 水飞朱砂　照本章第三节"朱砂粉的制备"方法水飞朱砂,制得朱砂极细粉。

2. 成品性状　朱砂粉为朱红色极细粉末,体轻,以手指撮之无粒状物,对光检视无亮银星,以磁铁吸之,无铁末。

3. 鉴别试验

(1)取本品粉末,用盐酸湿润后,在光洁的铜片上摩擦,铜片表面显银白色光泽,加热烘烤后,银白色即消失。

(2)取本品粉末2g,加盐酸-硝酸(3:1)的混合溶液2ml使溶解,蒸干,加水2ml使溶解,滤过,滤液显汞盐(通则0301)与硫酸盐(通则0301)的鉴别反应。

4. 可溶性汞盐的检查　取本品1g,加水10ml,搅匀,滤过,静置,滤液不得显汞盐(通则0301)的鉴别反应。

5. 硫化汞的含量测定　取本品粉末约0.3g,精密称定,置锥形瓶中,加硫酸10ml与硝酸钾1.5g,加热使溶解,放冷,加水50ml,并加1%高锰酸钾溶液至显粉红色,再滴加2%硫酸亚铁溶液至红色消失后,加硫酸铁铵指示液2ml,用硫氰酸铵滴定液(0.1mol/L)滴定。每1ml硫氰酸铵滴定液(0.1mol/L)相当于11.63mg的硫化汞。本品含硫化汞不得少于98.0%。

【注意事项】

(1)朱砂中的有毒成分为可溶性汞盐和游离汞,其中以前者毒性更大。因此,《中国药典》要对水飞后的朱砂进行可溶性汞盐的检查。

(2)鉴别试验(1)法的反应式如下。

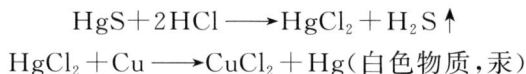

$$HgS + 2HCl \longrightarrow HgCl_2 + H_2S\uparrow$$

$$HgCl_2 + Cu \longrightarrow CuCl_2 + Hg(白色物质,汞)$$

【思考题】

1. 朱砂粉的制备为什么要用水飞法?

2. 水飞朱砂后的检查中,为什么不要求检查毒性成分游离汞?

第四节　干馏技术

干馏是将药物置于适宜容器内,以火烤灼,使其产生汁液的方法。

一、竹沥的制备

1. 操作方法

(1)坛口向下法:取鲜嫩竹茎,截成 0.3～0.5m 的小段,劈开洗净,装入坛内,装满后坛口向下,架起,坛的底面及周围用锯末和劈柴围严,用火燃烧,坛口下面放置一罐,竹片受热后即有汁液流出,滴注于罐内,至竹中汁液流尽为止。

(2)简易制法:取鲜竹,洗净,锯取两节,节留中间,沿中轴竖劈成两瓣。取其一瓣用物架起,两端各放一个接收器,在中间节处用文火加热,产生的液体从两端流入容器中,即得。

2. 注意事项　竹材干馏时,120℃左右开始分解出竹沥,350～400℃时热分解最盛,450℃以上逐渐减少,以保持400℃的温度为最佳。制鲜竹沥以秋、冬季为佳。

二、黑豆馏油的制备

1. 操作方法

(1)坛口向上法:取净黑大豆,轧成颗粒,装入砂质制药壶中,装量为壶容积的 2/3(七分满),盖好,用黏土泥密封壶盖及壶口周围,另在壶嘴上接一冷凝器及接收瓶(联结处亦需密封),将壶置于炉火上进行干馏,得到黑色黏稠状液体,即为粗制黑豆馏油。

(2)精制黑豆馏油:若进一步精制,则将粗制品放在分液漏斗内,静置 20～30 分钟使之分层,上层是馏油,下层为水和水溶性混合物,弃去下层液。取上层黑豆馏油置于蒸馏瓶内,水浴加热蒸馏,温度保持在 80～100℃,约经 30 分钟,蒸馏出来的淡黄色透明液,为干馏油中的挥发性物质,临床验证无效;而留在蒸馏瓶中的残液,为黑色具有光泽的浓稠液体,即黑豆馏油。

2. 注意事项　黑豆馏油以 400～450℃的加热温度为宜;最后留在蒸馏瓶中的黑色浓稠液体,才是精制的黑豆馏油。

三、蛋黄油的制备

1. 操作方法　将鸡蛋煮熟,取蛋黄研碎,放置于锅内,先用文火加热,炒至水分除尽后,改用武火加热,熬至蛋黄油出尽为止,滤尽蛋黄油,装瓶备用。

2. 注意事项　蛋黄油以 280℃的加热温度为宜;蛋黄要研碎,否则易爆溅;要先文火使水分蒸发,后武火熬出油为度。

实训二十七　蛋黄油的制备

【实训目的】

(1)学会干馏的操作方法。

(2)能说出干馏的炮制目的。

【实训内容】

制备蛋黄油。

【实训器材】

铁锅、铁勺或蒸发皿、药铲等。

【实训方法】

1. 操作方法　将鸡蛋洗净煮熟,取蛋黄,压碎,量少者置于蒸发皿或铁勺内,量多者置铁锅内,先文火加热,并不断翻炒,待水分蒸发后再用武火继续翻炒,至蛋黄呈焦黑色,有油馏出,及时倾出,熬至蛋黄油出尽为止,装瓶备用。

2. 成品性状　蛋黄油为棕黑色油状液体,具青黄色荧光。

【注意事项】

(1)制备蛋黄油时,鸡蛋要新鲜。

(2)熬油时应控制好火力,先文火后武火。

【思考题】

1. 干馏的炮制目的是什么?

2. 蛋黄油在临床上有什么用途?

(邹　力)

中　篇

设计性实验和综合性实验

第十一章 中药炮制设计性实验方法

一、实验设计的目的

本篇的设计性实验和综合性实验,是为了充分体现"以学生为中心,以教师为主导"的职业教育理念,适应"项目导向、任务驱动"等行动导向教学模式,让学生在设计完成方案的任务中去体会问题的由来和本质,在完成工作任务的过程中,对于理论知识、职业技能和岗位体验进行同步训练,以巩固和验证所学的专业理论知识,提高实际操作技能和对炮制品质量的评判分析能力,并为开展炮制研究打下基础。

二、实验设计的类型

1. 一般性实验设计 中药炮制一般性实验设计是指教师给定题目或者学生自定题目,在教师的指导下,由学生根据实验实训目的和要求以及现有的实验条件,查阅相关资料,自行设计实验方案、选择实验方法和实验仪器、拟定实验步骤、独立或合作完成实验实训,并对实验结果进行分析处理的全过程实验,以此培养学生独立完成工作任务的能力。中药炮制一般性实验设计包括实训性实验设计和验证性实验设计。

(1)实训性实验设计:教师以典型的中药饮片为载体,布置工作任务;学生以工作任务对岗位技能的要求和标准操作规程为依据,制定完成任务的方案,最终以产品的形式进行考核和评价。

(2)验证性实验设计:运用所学中药炮制知识与技能,从多种途径来验证炮制工艺是否合理,炮制程度是否适中,饮片质量是否符合规定要求。

2. 探究创新性实验设计 探究创新性实验设计是具有研究、探索性质的设计实验,在教师指导下,学生在某一研究领域或教师选定的学科方向,选定一个或多个研究目标,提出假说,设计研究内容、研究方法,独立完成全过程实验,为假说找到理论依据。与设计性实验相比,突出实验内容的自主性、实验结果的未知性、实验方法和手段的探索性等特点。

3. 综合性实验设计 是指将一门课程中两个及两个以上的知识点有机结合,或者将两门或两门以上课程的知识点有机结合的实验。综合性实验的特征除了实验内容的综合性以外,还体现在实验方法的多元性、实验手段的多样性,是对学生的知识、能力和素质的综合培养。

设计性实验在教师指导下可以是学生单人完成,也可以由学生组成小组或团队协同合作完成。小组或团队协同完成时,应由教师明确其在小组或团队内的分工,尽量使每个学生受到全面的训练。

三、实验项目的选择

中药炮制是我国一门独特的制药技术,有着悠久的历史和丰富的内涵。伴随着中药现代化和国际化的不断深入,中药炮制也实现了机械化、规范化生产,这就要求中药炮制工作者既要继承传统的炮制理论与技术,又要熟练掌握现代化、规范化生产技术,同时还能借助相关学科的新技术、新成就,应用文献学、化学、药理学、免疫学、微生物学、生物化学、物理化学、临床药代动力学、临床医学等多学科相结合来进行综合性、系统性研究,探究原始炮制意图,阐明炮制原理,进而改革炮制方法,制定饮片质量标准,提高饮片质量,保证临床用药安全、有效。

1. 饮片炮制工艺的设计 属于生产性实训实验设计。

(1)生产企业药物炮制工艺规程的设计:根据药物的不同炮制方法,按照其岗位标准规程、设备标准操作规程、清洁操作规程、饮片质量标准、饮片检验规程等,设计生产工艺流程、质量控制要点、炮制方法、炮制生产操作规程及工艺技术参数、质量检验方法、贮存注意事项、包装规格、物料平衡及限度等,并完成炮制任务。

(2)实训室药物炮制方法的设计:实训时给出数种药物,需要按照现行版《中国药典》的方法进行常规炮制,这就要求通过查阅《中国药典》,设计完成任务的方法,准备炮制所需器具或仪器设备,制定炮制方案,正确选择火力,准确判断炮制程度,设计质量检查方法。在教师的指导下,完成炮制任务,以产品的形式进行考核与评价。

2. 炮制工艺规范化的研究 属于探究创新性实验设计,因运用的知识广泛、方法多样,所以也属于综合性实验。炮制工艺规范化研究的内容应包括:原料药材的来源及其规格质量,药材的净制、软化、切制、炮炙、粉碎和干燥等。

通过对最佳炮制工艺的筛选及其工艺技术参数的优化、中试生产及其样品稳定性考察,提供准确、可信的科研数据,确定规范化的炮制工艺技术参数。炮制工艺的研究还必须重视炮制设备的选用和配套,及化学、药理学、毒理学、微生物学等测试指标和方法的选择,以显示最佳炮制工艺的先进性、合理性和实用性。

3. 炮制前后对药物物质基础的影响 中药的疗效是由其所含的有效成分决定的。中药经炮制后,所含化学成分的性质和含量会产生不同程度的改变,使药理作用、临床疗效发生相应的变化。可见,研究中药炮制前后化学成分和含量的变化是中药炮制研究的核心,其研究结果不但能阐明炮制原理,而且能指导炮制工艺的设计和改进,也是制定质量标准的依据。

4. 炮制原理和理论的研究 炮制原理是指药物炮制的科学依据和药物炮制的作用。炮制原理的研究是炮制研究的关键所在,其目的是探讨在一定的工艺条件下,中药在炮制过程中产生的物理变化和化学变化,及这些变化导致药理作用的改变和产生的临床意义,从而对炮制方法做出一定的科学评价。只要弄清炮制原理,其他问题就可迎刃而解。

中药炮制的理论大多散载于历代中医药文献中,如陈嘉谟的炮制理论、"血见黑则止"的炭药止血理论等,这些传统炮制理论至今仍指导着中药饮片生产和中医临床用药。但古人的炮制理论太概括、不够全面,如酒制后的中药饮片并非都具升提作用(如酒熟地、酒制当归等),炭药也并非都用于止血(如灯心炭、蜂房炭等)。因此,应通过现代科学研究和临床观察,以现代科研结果为依据详细加以阐明,并在此基础上提出更加科学的中药炮制新理论。

5. 炮制对药理作用影响的研究 采用现代实验药理学方法研究中药炮制作用,是中药饮片炮制研究采用的主要手段之一。中药炮制研究的药理实验应尽量选用适合中医病理模型的方法和指标来进行,也可以选用公认、成熟、经典的实验药理指标和方法,深入研究中药炮制前后药理作用的变化,尤其需要对炮制工艺、辅料、片型等改革后的中药饮片进行毒理学和药效学验证,以保证中药饮片安全、有效。

6. 炮制辅料的研究　　炮制辅料的研究是指对炮制辅料的品种、规格、质量、用法、用量、作用、辅料炮制的原理和理论及辅料制品的临床疗效等,进行深入探讨,以提供科学依据,进而制定各种炮制辅料的质量标准,以确保辅料制饮片的质量。

7. 中药饮片质量标准化研究　　传统中药饮片的质量标准是历代中医药学家长期实践经验的积累和总结,又被称为"成品性状"。它是以饮片的形态、质地、色泽、气味等作为质量判断指标,采用眼看、口尝、鼻闻、手试等检验手段对中药饮片的质量优劣进行检测,现今饮片性状仍是判断饮片质量的主要标准。中药饮片质量标准化研究,应在传统经验认定饮片质量的基础上,运用现代科技手段进行研究,建立、健全中药饮片的性状、鉴别、检查、浸出物、有效成分和有毒成分的含量等定性、定量指标及其限度和检测方法,使中药饮片质量检测达到多指标、数据化,最终实现中药饮片质量标准化。

8. 中药饮片片型改革的研究　　中药饮片的片型现在仍以片、段、丝、块等传统饮片类型为主流。在保证中医临床疗效的基础上,必须针对传统饮片的不足之处,大力开展中药饮片片型改革研究,研制药效针对性强、方便服用、起效快速、长效高效的新型中药饮片,并制定各种规格饮片的质量标准及检测方法,从而保证或提高中药的临床疗效。

9. 中药炮制临床应用的研究　　中药炮制是为中医临床辨证施治服务的,目的是保证临床用药安全有效。中药炮制临床研究是指对不同规格的生、熟饮片进行临床疗效考察,研究其在复方应用中作用的异同和确切的疗效。特别是改进或创新的炮制研究课题,更应进行临床疗效对比观察,从而证实通过研究改革后的中药饮片是确保了原有的临床疗效,还是提高了原有的临床疗效,但绝不能降低原有的疗效。炮制临床研究为中药饮片炮制提供了最具说服力的实用依据。

此外,炮制文献研究、炮制现状调查研究、饮片生产设备研制、饮片包装仓贮研究等,也是应该重视的研究项目。

四、实验设计的步骤

1. 选择实验项目　　教师给定题目或者学生自定题目。
2. 组建设计团队　　组成实验团队,确定团队负责人,并对实验进行分工。学生也可以单独进行实验设计。
3. 设计实验方案　　设计团队共同参与方案的设计,通过查阅、收集文献资料,组内讨论,确定实验方案,设计操作步骤,教师组织学生将各种设计方案进行讨论,选择可行性实验方案,并要求学生在实验报告中对自己所选的工艺路线及实验结果进行分析讨论。
4. 准备实验仪器设备　　根据实验方案准备所用实验工具及仪器设备、试剂、标准品等。
5. 完成实验操作　　实验团队分工协作,运用所学的如鉴定、化学、药理、分析等相关知识和操作技能,在指定的实验实训室开展实训或实验研究,详细记录实验步骤和数据。数据真实、内容完整,防止漏记和随意涂改。严禁伪造和编造数据。
6. 实验方法的验证　　实验方法验证的目的是证明采用的方法适合于相应检测要求。建立饮片质量标准时,分析方法需要验证;生产工艺变更、原分析方法进行修订时,质量标准分析方法也需要验证。验证内容包括：准确度、精密度、专属性、检测限、定量限、线性、范围和耐用性。

7.数据处理与结果分析　根据实验内容的不同，对数据可采用单指标的实验数据处理或多指标的实验数据处理，根据实验数据，得出实验结论。

8.撰写论文或实验实训报告　对实验数据和结果进行统计学分析，并对实验结果进行讨论，以论文的格式要求撰写出实验报告。

实验一　槟榔泡法和砂润法软化工艺的比较

槟榔质地坚硬，《中国药典》（2015年版）规定其软化切制方法为：取净药材，浸泡，润透，切薄片，阴干。但在浸泡过程中，槟榔碱因能溶于水而损失。实际生产过程中，也有用砂润法软化后切薄片的。试设计两种软化方法，并以槟榔碱为指标成分，对两种方法进行比较。

【实训目的】

掌握槟榔软化的目的及意义。

【实训内容】

(1)泡法软化和砂润法软化槟榔。

(2)生槟榔、不同炮制法所得槟榔饮片中槟榔碱的含量测定。

【实训器材】

分析天平、锥形瓶、分液漏斗、漏斗、烧杯、滴定管、水浴锅、蒸发皿、容量瓶、高效液相色谱仪。

【实训方法】

1.样品的制备

(1)生槟榔：取净槟榔，经鉴定为棕榈科植物槟榔 *Areca catechu* L. 的干燥成熟种子。低温干燥，粉碎，过二号筛。

(2)槟榔片1：为泡法软化的槟榔片。按《中国药典》（2015年版）的方法炮制。除去杂质，浸泡，润透，切薄片，低温干燥，粉碎，过二号筛。

(3)槟榔片2：为砂润法软化的槟榔片。取一个下部漏空的容器，装入中等粗细的河砂，用水饱和后（至漏水口有水滴出为度），将净槟榔埋入湿砂内，每天淋水一次，润透，切薄片，低温干燥，粉碎，过二号筛。

2.槟榔碱的含量测定　下列两法，任选其中一法进行测定。

(1)高效液相色谱法。

色谱条件与系统适用性试验：以强阳离子交换键合硅胶为填充剂（SCX-强阳离子交换树脂柱）；以乙腈-磷酸溶液（55:45）为流动相（2→1000，浓氨试液调节 pH 值至3.8）；检测波长为215nm。理论板数按槟榔碱峰计算应不低于3000。

对照品溶液的制备：取氢溴酸槟榔碱对照品适量，精密称定，加流动相制成每1ml含0.1mg的溶液，即得（槟榔碱重量＝氢溴酸槟榔碱重量/1.5214）。

供试品溶液的制备：取各供试品粉末（过五号筛）约0.3g，精密称定，置具塞锥形瓶中，加乙醚50ml，再加碳酸盐缓冲液（取碳酸钠1.91g 和碳酸氢钠0.56g，加水使溶解成100ml，即得)3ml,放置 30 分钟,时时振摇;加热回流 30 分钟,分取乙醚液,加入盛有磷酸溶液(5→1000) 1ml 的蒸发皿中;残渣加乙醚加热回流提取 2 次(30ml、20ml),每次 15 分钟,合并乙醚液置同一蒸发皿中,挥去乙醚,残渣加 50%乙腈溶液溶解,转移至 25ml 容量瓶中,加 50%乙腈至刻度;摇匀,滤过,取续滤液,即得。

测定法:分别精密吸取对照品溶液与供试品溶液各 10μl,注入液相色谱仪,测定,即得。

(2)酸碱滴定法:取各供试品粗粉 8g,精密称定,置于具塞锥形瓶中,加乙醚 80ml,振摇后加氨试液 4ml,振摇 10 分钟,加无水硫酸钠 10g,振摇 5 分钟。静置俟沉淀,分取乙醚液,置于分液漏斗中,残渣用乙醚洗涤 3 次,每次 10ml,合并醚液,加滑石粉 0.5g,振摇 3 分钟,加水 2.5ml,振摇 3 分钟。静置,至上层醚液澄清时,分取醚液,水层用少量乙醚洗涤,合并醚液,低温蒸发至约 20ml。移置于分液漏斗中,精密加入硫酸滴定液(0.01mol/L)20ml,振摇提取,静置俟分层,分取醚层,醚层用水振摇洗涤 3 次,每次 5ml,合并洗液与酸液,滤过,滤器用水洗涤,合并洗液与酸液。加甲基红指示液数滴,用氢氧化钠滴定液(0.02mol/L)滴定。每 1ml 硫酸滴定液(0.01mol/L)相当于 3.104mg 的槟榔碱($C_8H_{13}NO_2$)。

3. 结果分析与结论　根据实验结果,进行统计学处理,比较两种软化方法所得槟榔的质量优劣。

【注意事项】

(1)用滴定法,若萃取时出现乳化层不易分层的情况,可用玻璃棒搅拌使其分层。

(2)滴定时要注意观察,由红色变为黄色时,即为滴定终点。

【思考题】

1. 通过本实训,说出药材软化时"少泡多润"的重要性。

实验二　党参切制工艺的设计

党参为临床常用中药,具有健脾益肺、养血生津的功效。试根据所学知识及技能,以《中国药典》(2015 年版)为依据,设计党参的炮制工艺规程(其中的包装、入库等工艺环节可以省略)。

【实训目的】

明确中药饮片炮制工艺规程。

【实训内容】

设计党参饮片生产加工的工艺规程。

【实训器材】

润药机、直线往复式切药机、热风循环烘箱、不锈钢盛药桶、电磁炉、锥形瓶、冷凝管、水浴锅、蒸发皿、硅胶 G 薄层板、层析缸、烧杯、玻璃棒、超声波提取仪、紫外线灯、显微镜、高效液相色谱仪。

【实训方法】

1. 工艺流程图　净制→软化→切制→干燥→放凉→包装→入库;各工序中间产品及成品质量检查。

2. 操作过程及工艺条件

(1)净制:取原药材,经鉴定为桔梗科植物党参 *Codonopsis pilosula*(Franch.)Nannf. 的干燥根。去净残茎及杂质,除去泥沙,洗净。

(2)软化:取净党参,用清水洗净后,放入润药机,按润药机标准操作规程,润制约1小时,至润透为度。将党参切开,中间无干心即为已透,装不锈钢桶内,检验合格后,放至下一道工序,清场,记录。

(3)片型规格:《中国药典》(2015年版)规定为厚片,厚度2~4mm。

(4)切制:将软化适宜切制的党参个货,按直线往复式切药机标准操作规程进行操作,将党参个货装入切药刀的固定器内,铺平、压紧,以保持推进速度一致。调整速度后,启动机器切片,装不锈钢桶内,检验合格后,立即进入下一道工序。清场,做原始记录。

(5)干燥:按《热风循环烘箱标准操作规程》进行干燥,直至符合规定要求为止。清场,做原始记录,计算收率、物料平衡率。

3. 质量检查

(1)原药材检查:按下述规定的方法检查,如果检查结果与规定相符,即为合格。

性状:本品呈长圆柱形,稍弯曲,长10~35cm,直径0.4~2cm。表面黄棕色至灰棕色,根头部有多数疣状突起的茎痕及芽,每个茎痕的顶端呈凹下的圆点状,根头下有致密的环状横纹,向下渐稀疏,质稍硬或略带韧性,断面稍平坦,有裂隙或发射状纹理,皮部黄白色至淡棕色,木部淡黄色。有特殊香气,味微甜。

鉴别:①本品横切面,木栓细胞数列至10数列;外侧有石细胞,单个或成群,皮层窄;韧皮部宽广,外侧常现裂隙,散在淡黄色乳管群,并常与筛管群交互排列,形成层成环;木质部导管单个散在或数个相聚,呈放射状排列,薄壁细胞含菊糖;②取本品粉末1g,加甲醇25ml,超声处理30分钟,滤过,滤液蒸干,残渣加水15ml使溶解,通过D101型大孔吸附树脂柱(内径为1.5cm,柱高为10cm),用水50ml洗脱,弃去水液,再用50%乙醇50ml洗脱,收集洗脱液,蒸干,残渣加甲醇1ml使溶解,作为供试品溶液;另取党参炔苷对照品,加甲醇制成每1ml含1mg的溶液,作为对照品溶液;照薄层色谱法(通则0502)试验,吸取供试品溶液2~4μl、对照品溶液2μl,分别点于同一高效硅胶G薄层板上,以正丁醇-冰醋酸-水(7:1:0.5)为展开剂,展开,取出,晾干,喷以10%硫酸乙醇溶液,在100℃加热至斑点显色清晰,分别置日光和紫外线灯(365nm)下检视。供试品色谱中,在与对照品色谱相应的位置上,显相同颜色的斑点或荧光斑点。

浸出物:照醇溶性浸出物测定法(通则2201)项下的热浸法测定,用45%乙醇作为溶剂,不得少于55.0%。

(2)工序质量检查:按下述方法检查,应符合规定的指标。

净制:取定量样品置清水中淘(冲)洗,水中不得明显浑浊;取定量样品,拣出非药用部位、杂质等,合并称量,按式(11-1)计算,非药用部位等杂质不得超过2%。

$$杂质含量(\%) = \frac{杂质质量}{供试品质量} \times 100\% \tag{11-1}$$

软化:用弯曲法检查,软化后的药材用手弯曲应曲而不折断。未润透或水分过大的不超过5%。

切制:本品为厚片,厚度为2~4mm。切制后的饮片应均匀、整齐,表面光洁,片面无机油污染,无整体,无长梗,无连刀片和斧头片,拣出超出规定厚度1mm及以上的不合格饮片,再拣出破碎片,根据上述杂质含量计算法计算,各类不规则片不得超过 10%,破碎片不得超过 2%,总异型片(含不规则片和破碎片)不得超过 12%。

干燥:本品的干燥温度不宜超过 80℃;干燥后饮片含水量≤16%;干燥后饮片不得变色。

(3)成品检查:如果饮片具备如下性状特征,即为合格。党参饮片应为类圆形的厚片,外表皮灰黄色至黄棕色,有时可见根头部有多数疣状突起的茎痕和芽;切面皮部淡黄色至淡棕色,木部淡黄色,有裂隙或放射状纹理;有特殊香气,味微甜。

【注意事项】

(1)党参软化时,应注意水量,防止软化太过。

(2)切片时,要铺平、压紧,防止出现败片。

【思考题】

1. 通过本实训,说出实验室实训和生产性实训的主要不同点。

实验三　设计槐花炒炭的方法并验证饮片质量的优劣

槐花是临床常用的凉血止血药,炒炭后止血作用增强。试设计槐花炒炭的方法,并从鞣质与芸香苷的含量、出血与凝血时间的变化来验证饮片质量的优劣。

【实训目的】

测定槐花炒炭前后鞣质及芸香苷的含量变化,为炮制原理研究提供科学依据。

【实训内容】

(1)设计槐花炒炭的方法。

(2)验证槐花炭饮片质量的优劣。

【实训器材】

1. 槐花炒炭　炒药锅、药铲、炊帚、铁丝筛、盆、温度计、喷壶。

2. 鞣质的含量测定　分析天平、温度计、10ml 吸液管、500ml 烧杯、乳钵、漏斗、垂熔玻璃漏斗、500ml 容量瓶、500ml 量筒、10ml 量筒、贮液棕色瓶、25ml 酸式滴定管、10ml 刻度吸管、抽滤瓶。

3. 芸香苷的含量测定　分析天平、10ml 容量瓶、100ml 量筒、10ml 吸液管、25ml 容量瓶、具塞锥形瓶、超声提取仪、高效液相色谱仪。

4. 出血及凝血时间测定　烧杯、电炉、纱布、漏斗、滤纸、秒表、针、1mm 的玻璃毛细管等。

【实训方法】

1. 样品的制备

(1)生槐花:取净药材,经鉴定为豆科植物槐 *Sophora japonica* L. 的干燥花蕾(槐米)。粉碎,过 20 目筛。

(2)槐花炭:取净槐花,置于温度适宜的炒药锅内,用中火炒至表面焦褐色时,喷淋清水少许,灭尽火星,取出,摊晾。粉碎,过 20 目筛。

2. 鞣质的含量测定

(1)供试品的含量测定:分别取槐花生品及炒炭品的粗粉约 10g,精密称定,加蒸馏水 300ml,小火煮沸 30 分钟,过滤。药渣再加水 100ml 复提 2 次,提尽鞣质,合并滤液,定容于

500ml 容量瓶中,静置过夜。次日滤去析出之沉淀物。精密吸取滤液 10ml 于 1000ml 三角烧瓶中,加 500ml 蒸馏水、5ml 0.6%靛胭脂、20ml 硫酸,用 0.02mol/L 高锰酸钾溶液滴定至出现黄绿色,消耗高锰酸钾的毫升数为"A"。

(2)空白溶液测定:精密吸取上述提取液 100ml,加入 30ml 新鲜配制的 2.5%明胶溶液,用氯化钠饱和,加 10ml 10%稀硫酸及 10g 硫酸钡,振摇数分钟,以干滤纸过滤。吸取滤液 10ml,同上法用 0.02mol/L 高锰酸钾溶液滴定,消耗的高锰酸钾毫升数为"B"。

(3)槐花中鞣质含量的计算:以鞣酸为标准,每毫升 0.1mol/L 高锰酸钾溶液,相当于 0.004157g 鞣酸。计算公式见式(11-2)。

$$鞣质的含量(\%)=\frac{(A-B)\times0.004157\times T\times100}{W}\times\frac{M_1}{M_2}\times100\% \tag{11-2}$$

式中,A 为供试品中高锰酸钾的用量(ml);B 为空白溶液中高锰酸钾的用量(ml);T 为稀释度;W 为取样量(g);M_1 为滴定用高锰酸钾的毫摩尔数;M_2 为 0.1mol/L 高锰酸钾的毫摩尔数。

3. 芸香苷的含量测定 照高效液相色谱法(通则 0512)测定。

(1)色谱条件与系统适用性试验:以十八烷基硅烷键合硅胶为填充剂;以甲醇-1%冰醋酸溶液(32:68)为流动相;检测波长为 257nm。理论板数按芸香苷峰计算应不低于 2000。

(2)对照品溶液的制备:取芸香苷对照品适量,精密称定,加甲醇制成每 1ml 含 0.1mg 的溶液,即得。

(3)供试品溶液的制备:取槐花粗粉(槐花约 0.2g,槐米约 0.1g),精密称定,置具塞锥形瓶中,精密加入甲醇 50ml,称定重量,超声处理(功率 250W,频率 25kHz)30 分钟,放冷,再称定重量,用甲醇补足减失的重量,摇匀,滤过。精密量取续滤液 2ml,置 10ml 容量瓶中,加甲醇至刻度,摇匀,即得。

(4)测定法:分别精密吸取对照品溶液与供试品溶液各 10μl,注入液相色谱仪,测定,即得。

4. 出血及凝血时间测定

(1)供试品溶液的制备:称取生药和炭药各 100g,分别置于 1000ml 烧杯中,加水 400ml 煎煮 1 小时,用纱布过滤,残渣加水 200ml,再煎煮 30 分钟,纱布过滤,合并滤液浓缩至 100ml。

(2)出血时间测定:取体重 18~22g 的小鼠 30 只,随机分成 3 组,称重、标号。按 0.8ml/20g 剂量,分别用生药水煎液和炭药水煎液给两组小鼠灌胃。半小时后,剪去小鼠尾部 3mm,每隔 30 秒,用滤纸轻轻吸去血滴,但不能挤压尾部,直至血流自然停止,用秒表记录出血时间。另以生理盐水组作对照,对所得结果进行统计学处理,求得 P 值。

(3)凝血时间测定(毛细血管法):①取 1.5~2.0kg 的家兔,将兔左耳缘静脉用针刺破一处,待血液自行流出后,用内径为 1mm 的玻璃毛细管吸取血液,血液流出时开始记录时间,每隔 30 秒轻轻折断毛细管一段,再于右耳缘静脉取血,测定凝血时间,进行自身比较;②取小鼠按上法分组,灌胃,30 分钟后,用毛细管(Φ 1mm)于鼠眼球静脉取血,至管内血柱达 5cm 后取出,当血液进入毛细管时开始计时,每 30 秒轻轻折断毛细管一段,若有血丝出现即为凝血,测得凝血时间。另以生理盐水组作对照,对所得结果进行统计学处理。

【注意事项】

(1)槐花炒炭锅温不能超过 250℃,槐花温度不能超过 210℃,出炭率不能低于 82%。

(2)加明胶和酸性氯化钠溶液后,必须振摇。

（3）测定出血时间时，应将小鼠固定，并尽量使之保持安静。

（4）测定凝血时间时，要轻折毛细管。

【思考题】

1. 含量测定的原理是什么？如何除去测定中的干扰物？

2. 槐花炒炭前后鞣质的含量有何变化？

3. 说出"炒炭存性"的重要性。

实验四　马钱子炮制前后士的宁及马钱子碱的含量测定

马钱子有大毒，具有通络止痛、散结消肿的功效。临床用于跌打损伤、骨折肿痛、风湿顽痹、麻木瘫痪、痈疽疮毒、咽喉肿痛。为了便于内服，目前马钱子用砂烫法炮制。试设计马钱子的砂烫工艺规程，并通过测定马钱子中士的宁和马钱子碱的含量，来控制砂烫马钱子的炮制程度。

【实训目的】

（1）通过马钱子砂烫前后士的宁、马钱子碱的含量测定，来控制马钱子的炮制程度。

（2）进一步明确马钱子砂烫的炮制原理。

【实训内容】

（1）设计马钱子的砂烫工艺规程。

（2）测定马钱子生品与砂烫品中士的宁、马钱子碱的含量。

【实训器材】

炒药锅、药铲、笊篱、药筛、具塞三角瓶、移液管（10ml、0.2ml、0.1ml）、滴管、漏斗、分液漏斗、量筒、玻璃棒、分析天平、容量瓶（50ml）、滤纸、薄层扫描仪、微量注射器、紫外分析仪、硅胶 GF_{254} 板等。

【实训方法】

1. 样品的制备

（1）生马钱子粉：取净药材，经鉴定为马钱科植物马钱 *Strychnos nux-vomica* L. 的干燥成熟种子。粉碎，过 20 目筛。

（2）制马钱子粉：取净砂置于锅内，用武火加热，待砂呈轻松滑利状态时，投入净马钱子，翻炒至鼓起，外表呈棕褐色或深棕色，内部红褐色时，用笊篱捞出制马钱子，筛去砂，放凉，除去绒毛。粉碎，过 20 目筛。

2. 含量测定　《中国药典》（2015 年版）用高效液相色谱法（通则 0512）测定士的宁及马钱子碱的含量，士的宁的含量测定也可用紫外-可见分光光度法和薄层色谱法。

（1）高效液相色谱法。

1）色谱条件与系统适用性试验：以十八烷基硅烷键合硅胶为填充剂；以乙腈-0.01mol/L 庚烷磺酸钠与 0.02mol/L 磷酸二氢钾等量混合溶液（21∶79）为流动相（用 10％磷酸调节 pH 值至 2.8）；检测波长为 260nm。理论板数按士的宁峰计算应不低于 5000。

2）对照品溶液的制备：取士的宁对照品 6mg、马钱子碱对照品 5mg，精密称定，分别置 10ml 容量瓶中，加三氯甲烷适量使溶解并稀释至刻度，摇匀。分别精密量取 2ml，置同一 10ml

容量瓶中,用甲醇稀释至刻度,摇匀,即得(每 1ml 含士的宁 0.12mg、马钱子碱 0.1mg)。

3)供试品溶液的制备:分别取各样品粉末(过三号筛)约 0.6g,精密称定,置具塞锥形瓶中,加氢氧化钠试液 3ml,混匀,放置 30 分钟,精密加入三氯甲烷 20ml,密塞,称定重量,置水浴中回流提取 2 小时,放冷,再称定重量,用三氯甲烷补足减失的重量,摇匀,分取三氯甲烷液,用铺有少量无水硫酸钠的滤纸滤过,弃去初滤液,精密量取续滤液 3ml,置 10ml 容量瓶中,加甲醇至刻度,摇匀,即得。

4)测定法:分别精密吸取对照品溶液与供试品溶液各 10μl,注入液相色谱仪,测定,即得。

《中国药典》(2015 年版)规定:砂烫马钱子按干燥品计算,含士的宁($C_{21}H_{22}N_2O_2$)应为 1.20%~2.20%,马钱子碱($C_{23}H_{26}N_2O_4$)不得少于 0.80%。

(2)紫外-可见分光光度法(通则 0401):取生、制马钱子粉各约 0.4g,精密称定,置于 100ml 具塞锥形瓶中,精密加入三氯甲烷 20ml 与浓氨溶液 0.3ml,密塞,称定重量,冷浸 24 小时,称重,用三氯甲烷补足提取过程中损失的重量,充分振摇,滤过,精密量取滤液 10ml,置于分液漏斗中,以硫酸液(0.5mol/L,取硫酸 30ml,缓缓注入适量蒸馏水中,冷却至室温并稀释至 1000ml,摇匀,即得)萃取 4 次,萃取液合并后,用预先湿润的滤纸滤入 50ml 容量瓶中,并以硫酸液(0.5mol/L)适量洗涤滤器,洗液并入容量瓶中,再加硫酸液(0.5mol/L)至刻度,摇匀,精密量取 10ml,置于 50ml 容量瓶中,加硫酸液(0.5mol/L)稀释至刻度,摇匀,照紫外-可见分光光度法,在 262nm 及 300nm 波长处测定吸收度,照式(11-3)计算,即得。

$$士的宁含量(\%)=\frac{5(0.321a-0.467b)}{W}\times 100\% \tag{11-3}$$

式中,a 为吸收度(262nm 处);b 为吸收度(300nm 处);W 为供试品的重量(g)。

(3)薄层扫描法(通则 0502)。

1)供试液的制备:精密称取马钱子粉末 2g,置于 150ml 碘量瓶中,加入 10% 氨水 3ml 湿润,室温放置 1.5 小时,加入 80ml 三氯甲烷浸泡 3 天,其间振摇 3 次,每次 10 分钟,过滤,滤渣用三氯甲烷洗涤 3 次,每次 10ml,合并滤液,减压回收三氯甲烷浓缩,用 1ml 左右吸管转移至 5ml 容量瓶中,再加三氯甲烷 3 次,每次 1ml,洗涤瓶壁,合并三氯甲烷液,加三氯甲烷至刻度。

2)标准曲线的绘制:精密称取士的宁 9mg,置于 2ml 容量瓶中,用三氯甲烷溶解并定容至刻度。用微量注射器精密吸取士的宁(1μl、2μl、3μl、4μl、5μl)分别在薄层板上点样,用展开剂正己烷-乙酸乙酯-甲醇-二乙胺(8:6:0.3:1.5)展开,展距 15cm,取出挥干溶剂,用双波长反射锯齿法扫描测定,测定波长 260nm,参比波长 360nm,散射系数 SX=3。根据标准品浓度及峰面积值进行线性回归,求出工作曲线的回归方程。

3)含量测定:精密吸取供试品溶液 9μl,在硅胶 GF_{254} 薄层板上点样,展开后经薄层扫描,测得供试品与对照品的峰面积,由工作曲线的回归方程计算各炮制品中士的宁的含量。

【注意事项】

(1)提取是否完全,可用改良碘化铋钾试液、硅钨酸试液、碘-碘化钾试液检查。

(2)马钱子及其生物碱系剧毒药,实训时要注意安全,严禁带出实训室。

【思考题】

1. 通过分析实训结果,说明砂烫马钱子的降毒原理。

实验五　大黄炮制前后蒽醌类成分的含量比较

大黄生品苦寒沉降,气味重浊,走而不守,直达下焦,泻下作用峻烈,长于泻下攻积、清热泻火、凉血解毒。为了缓和泻下作用,减轻腹痛之副作用,目前常采用蒸法将大黄炮制成熟大黄。试设计熟大黄的蒸制工艺,并通过测定大黄中蒽醌类成分的含量来探讨大黄炮制的意义。

【实训目的】

通过大黄不同炮制品的成分含量比较,探讨大黄炮制的意义。

【实训内容】

比较生大黄、熟大黄中蒽醌类成分的含量,以掌握炮制对大黄所含成分的影响。

【实训器材】

紫外-可见分光光度计、分析天平、电炉、石棉网、水浴锅、索氏提取器、100ml 磨口锥形瓶、250ml 锥形瓶、250ml 分液漏斗、刻度吸管、容量瓶(25ml、250ml)、滤纸、洗瓶、冷凝管、标准筛。

【实训方法】

1. 样品的制备

(1)生大黄:取净大黄片,经鉴定为蓼科植物掌叶大黄 *Rheum palmatum* L.、唐古特大黄 *Rheum tanguticum* Maxim. ex Balf. 或药用大黄 *Rheum officinale* Baill. 的干燥根和根茎。干燥,碾粉,过 40 目筛。

(2)熟大黄:取净大黄块,以酒炖法炖至大黄内外均呈黑色时,取出,干燥,碾粉,过 40 目筛。

2. 含量测定　《中国药典》(2015 年版)采用高效液相色谱法测定,也可用紫外-可见分光光度法。

(1)高效液相色谱法。

1)色谱条件与系统适用性试验:以十八烷基硅烷键合硅胶为填充剂;以甲醇-0.1％磷酸溶液(85:15)为流动相;检测波长为 254nm。理论板数按大黄素峰计算应不低于 3000。

2)对照品溶液的制备:精密称取芦荟大黄素对照品、大黄酸对照品、大黄素对照品、大黄酚对照品、大黄素甲醚对照品适量,加甲醇分别制成每 1ml 含芦荟大黄素、大黄酸、大黄素、大黄酚各 $80\mu g$,含大黄素甲醚 $40\mu g$ 的溶液;分别精密量取上述对照品溶液各 2ml,混匀,即得(每 1ml 中含芦荟大黄素、大黄酸、大黄素、大黄酚各 $16\mu g$,含大黄素甲醚 $8\mu g$)。

3)供试品溶液的制备:取本品粉末(过四号筛)约 0.15g,精密称定,置具塞锥形瓶中,精密加入甲醇 25ml,称定重量,加热回流 1 小时,放冷,再称定重量,用甲醇补足减失的重量,摇匀,滤过。精密量取续滤液 5ml,置烧瓶中,挥去溶剂,加 8％盐酸溶液 10ml,超声处理 2 分钟,再加三氯甲烷 10ml,加热回流 1 小时,放冷,置分液漏斗中,用少量三氯甲烷洗涤容器,并入分液漏斗中,分取三氯甲烷层,酸液再用三氯甲烷提取 3 次,每次 10ml,合并三氯甲烷液,减压回收溶剂至干,残渣加甲醇使溶解,转移至 10ml 容量瓶中,加甲醇至刻度,摇匀,滤过,取续滤液,即得。

4)测定法:分别精密吸取对照品溶液与供试品溶液各 $10\mu l$,注入液相色谱仪,测定,即得。

(2)紫外-可见分光光度法。

1)标准曲线的绘制:精密称取 1,8-二羟基蒽醌 25mg,置于 250ml 容量瓶中,用三氯甲烷溶解并稀释至刻度。精密量取标准溶液 0.50ml、1.00ml、2.00ml、3.00ml、4.00ml、5.00ml,分别置于 25ml 容量瓶中,水浴上蒸去三氯甲烷,用混合碱溶液定容至刻度,摇匀,30 分钟后在 525nm 处测定吸光度,以混合碱溶液为空白对照,绘出吸光度(A)-浓度(C)曲线,并计算该曲线的回归方程。

2)大黄中游离蒽醌的含量测定:精密称取各供试品 100mg,分别置于索氏提取器中,以 50ml 三氯甲烷回流提取至无色,将三氯甲烷提取液移入分液漏斗中,冷却至室温,以混合碱溶液萃取至无色,合并碱液,用少量三氯甲烷洗涤,弃去三氯甲烷,用混合碱溶液调至一定体积 (250ml),若不澄清,可用垂熔漏斗过滤,溶液于沸水浴中加热 4 分钟,用冷水冷却至室温(注意应补足至原来的体积),30 分钟后在 525nm 处测定吸光度(以混合碱溶液为空白对照),由标准曲线所得浓度计算含量。

3)大黄中结合蒽醌的含量测定:精密称取各供试品 100mg,分别加 20ml 混合酸溶液于 100ml 锥形瓶中,回流水解 1 小时,冷后加入 30ml 三氯甲烷,继续回流 20 分钟,三氯甲烷提取液以滤纸过滤于分液漏斗中,药渣用 10ml 三氯甲烷洗涤 3 次,洗液通过原滤纸过滤于分液漏斗中,用少量水洗涤三氯甲烷,三氯甲烷液用混合碱溶液同上法萃取测定,测得含量为游离蒽醌和结合蒽醌的总量,从中减去游离蒽醌含量,即得结合蒽醌含量。蒽醌类成分的含量按式 (11-4)计算。

$$\text{蒽醌类成分的含量(\%)} = \frac{C \times T}{W} \times 100\% \qquad (11\text{-}4)$$

式中,C 为游离蒽醌的浓度(mg/ml);T 为供试品的稀释度(即稀释倍数×原体积);W 为供试品的干燥重量(mg)。

【注意事项】

(1)标准品与供试品的显色时间应相同。

(2)萃取与比色操作应在无阳光直接照射的情况下进行,碱萃取液应避光保存。

(3)与样品接触的仪器应干燥。

【思考题】

1. 通过大黄炮制前后蒽醌类成分的变化,说明熟大黄泻下作用降低的原因。

实验六 延胡索及其炮制品煎液中生物碱的含量测定和镇痛实验

延胡索具有活血、利气、止痛的功效。广泛用于身体各部位的多种疼痛证候。由于生延胡索有效成分不易煎出,故临床多用醋延胡索。试比较延胡索炮制前后生物碱的含量变化,通过药理实验验证其镇痛作用与生物碱之间的关系。

【实训目的】

通过对炮制前后的延胡索进行生物碱含量测定及镇痛实验,了解延胡索的炮制意义。

【实训内容】

(1)延胡索生品及醋煮法(或醋炒品)煎液中总生物碱的含量测定。

(2)延胡索生品及炮制品煎液的镇痛实验。

【实训器材】

烧杯、电炉、分液漏斗、10ml 容量瓶、回收装置、5ml 刻度吸管、圆底烧瓶、100ml 锥形瓶、碱式滴定管、注射器、秒表、计数器、试纸等。

【实训方法】

1. 供试品的制备

(1)延胡索:取净延胡索,打碎成颗粒状,干燥。

(2)醋延胡索:取净延胡索,加醋与适量水(平药面),用文火加热,煮至透心、水干时取出,捣碎成颗粒状,干燥。每 100kg 延胡索,用醋 20kg。

2. 总生物碱的含量测定

(1)供试品溶液的制备:精密称取延胡索、醋延胡索各 10g,分别置于 500ml 烧杯中,加水(200ml、100ml)煎煮 2 次,每次微沸 20 分钟,用脱脂棉过滤,加氨水调至 pH 值 10 以上,移入 250ml 分液漏斗中,用氯仿萃取至无生物碱反应,合并萃取液,加 20ml 蒸馏水洗涤,再用 5ml 氯仿洗涤水层,合并氯仿。加无水硫酸钠 3g 脱水后,回收氯仿至小体积,转入 10ml 容量瓶中,加氯仿至刻度,备用。

(2)含量测定方法:精密吸取上述供试品溶液 5ml,置 100ml 锥形瓶中,水浴挥去氯仿,加氯仿 2ml 溶解残渣,加 0.01mol/L 硫酸 20ml,水浴挥去氯仿,加甲基红-溴甲酚绿指示剂 2 滴,用 0.02mol/L 氢氧化钠溶液滴定,由红色变为绿色时为滴定终点;或以电位滴定法指示终点,等当点为 pH 值 5.1。

总生物碱含量以延胡索乙素计。每毫升(0.01mol/L)硫酸溶液相当于 7.1084mg 延胡索乙素。

3. 镇痛实验——化学刺激法

(1)供试品溶液的制备:取延胡索生品及醋制品各 25g,水煎煮 2 次(400ml、250ml),微沸 25 分钟,过滤,浓缩至 100ml 备用。

(2)镇痛实验方法:取小鼠 30 只,体重 18～22g(雄性),随机分为 3 组,对照组给予等体积生理盐水,给药组分别灌以上述供试品溶液 0.6ml/只,40 分钟后,各鼠腹腔注射 0.7%乙酸 0.1ml/10g,观察并记录 15 分钟内产生扭体反应的动物数或每组扭体反应的次数,与生理盐水组比较其镇痛效果。

【注意事项】

(1)水煎液因含淀粉而不易过滤,需用少量棉花过滤。

(2)萃取过程中当乳化不易分层时,可用玻璃棒搅拌使其分层。

【思考题】

1. 通过实训结果,归纳出醋炙延胡索的炮制原理。

2. 延胡索总生物碱的含量测定有哪几种方法?

实验七 正交试验法优选酒炙黄芩的炮制工艺

黄芩中含有多种黄酮类成分,以黄芩苷含量最高,能溶于乙醇、甲醇等溶剂。以 70%乙醇提取黄芩样品中的黄芩苷,采用高效液相色谱法测定黄芩苷的含量。黄芩苷在 280nm 波长处具有最大吸收,由此,可以在此波长下进行测定,以黄芩苷为对照品制备标准曲线,测定样品中黄芩苷的含量。

【实训目的】

(1)掌握液体辅料的炮制方法、炮制目的及意义。

(2)掌握酒炙黄芩的基本操作方法和质量判定标准。

(3)了解工艺优化的方法。

【实训内容】

以黄芩苷获得率的综合评分为指标,采用正交试验考查黄酒质量比例、炒制温度、炒制时间对炮制工艺的影响。

【实训器材】

电磁炉、锅铲、大号搪瓷盘、中号搪瓷盘(具盖)、小号搪瓷盘(具盖)、铜冲、天平、温度计、烧杯、量杯、表面皿、玻璃棒、高效液相色谱仪。

【实训方法】

1. 供试品的制备

(1)生黄芩:取生黄芩,经鉴定为唇形科植物黄芩 *Scutellaria baicalensis* Georgi 的干燥根。干燥,粉碎,过 40 目筛。

(2)酒炙黄芩:将净制或切制后的药物与一定量的酒拌匀,闷润 30 分钟,待酒被吸尽,置炒制容器内,用文火炒至规定程度,取出,晾凉。每 100kg 黄芩,用黄酒 10kg。取酒黄芩,干燥,粉碎,过 40 目筛。

2. 正交试验设计　酒炙黄芩炮制质量的影响因素包括酒的种类、酒中乙醇含量、酒的用量、炒制温度、炒制时间等,尤以后 3 种因素最为显著,故选择 $L_9(3^4)$ 正交表设计方案,确定以黄酒占炮制药材量的质量分数(A)、炒制温度(B)、炒制时间(C)为考察对象,以黄芩苷为含量指标,优选出黄芩软化工艺及其技术参数。

3. 黄芩苷的含量测定　照《中国药典》(2015 年版)高效液相色谱法(通则 0512)测定。

(1)色谱条件与系统适用性试验:以十八烷基硅烷键合硅胶为填充剂;以甲醇-水-磷酸(47:53:0.2)为流动相;检测波长为 280nm。理论板数按黄芩苷峰计算应不低于 2500。

(2)对照品溶液的制备:取在 60℃减压干燥 4 小时的黄芩苷对照品适量,精密称定,加甲醇制成每 1ml 含 60μg 的溶液,即得。

(3)供试品溶液的制备:取正交试验设计的酒炙黄芩各样品,粉碎,过 40 目筛,分别取约 0.3g,精密称定,加 70%乙醇 40ml,加热回流 3 小时,放冷,滤过,滤液置 100ml 容量瓶中,用少量 70%乙醇分次洗涤容器和残渣,洗液滤入同一容量瓶中,加 70%乙醇至刻度,摇匀。精密量取 1ml,置 10ml 容量瓶中,加甲醇至刻度,摇匀,即得。

(4)测定法:分别精密吸取对照品溶液与供试品溶液各 10μl,注入液相色谱仪,记录色谱图,测量对照品的峰面积(A_R)(或峰高)和供试品待测成分的峰面积(A_X)(或峰高),按照外标一点法计算 9 种样品中黄芩苷的含量。计算公式见式(11-5)。

$$含量(C_X) = C_R \times \frac{A_X}{A_R} \tag{11-5}$$

式中,C_X 为供试品溶液的浓度;C_R 为黄芩苷对照品溶液的浓度;A_X 为供试品黄芩苷的峰面积(或峰高);A_R 为对照品的峰面积(或峰高)。

(5)精密度试验:取同一黄芩苷对照品溶液(0.004mg/ml)5 份,在 280nm 波长处进行紫外检测,求相对标准偏差(RSD)值。

(6)重现性试验:将试样于 4℃冰箱放置 0、6、12、24、48 小时,于 280nm 波长处测定其紫外吸收值的 RSD,说明试样于 4℃冰箱放置 48 小时内,测定方法对含量测定结果无影响。

(7)加样回收试验:精取各样品,加入适量对照品,按(3)项下方法制备样品供试液,在 280nm 波长处进行紫外检测。计算加样回收率和 RSD 值。

【注意事项】

(1)黄芩药材应大小分档。

(2)在进行实验操作时,样品及对照品应平行进行,否则将影响实验结果。

【思考题】

1. 如何合理评价黄芩的饮片质量?

2. 如何确定最佳炮制工艺?

(滕　坤)

下 篇
实践与应用

第十二章　饮片厂标准操作规程

第一节　净制标准操作规程

一、净制岗位标准操作规程

建立净制岗位标准操作规程,使净制岗位工作人员的操作达到规范化、标准化,以保证工艺卫生和产品质量。生产部负责人负责本程序的培训工作,QA(质量保证,quality assurance的简称)主管监督检查本程序的执行情况。

1. **进入岗位**　操作人员按《生产人员进入生产区管理程序》更衣,进入工作岗位。

2. **净制前的准备工作**

(1)检查房间是否清洁,并确认在有效期内。

(2)检查设备、设施应具有"已清洁"标志牌及前批"清场合格证",并确认在有效期内。

(3)准备好不锈钢筛、周转箱、不锈钢小车等生产用具。

(4)磅秤每次使用前校正零点。

(5)检查筛选机,调整减振器的两个压紧螺母,使减振板与压紧螺母紧固。

(6)开车前必须先用手转动皮带,检查有无异常声音和异物,如有异常应及时排除。

(7)根据生产指令到暂存间核对原药材,检查品名、产地、来源、规格、批号、数量等是否与生产指令相符。

3. **净制操作**

(1)根据原药材的性质选择适当的方法进行拣选。果实、种子类药材用筛选机进行大小分档。花、叶类药材人工进行拣选,拣选时应严格按照工艺要求进行操作。

(2)如选用筛选机筛选,要平稳启动设备,空车运转正常后再进行筛选。

(3)净选后的药材分档存放在不同的周转箱内,分别标明品名、规格、数量,以备运往下道工序。

(4)工作结束后,及时填写原始记录。

4. **清洁工作**　按《筛选机清洁规程》《容器具清洁规程》《生产器具清洁规程》《生产区清洁规程》进行清洁。

5. **清场**　按《清场管理规程》进行清场。

6. **质量标准**

(1)拣选后的药材,必须分档均匀,分档后的药材中不得含有杂物。

（2）原药材称量必须双人复核。

7．注意事项

（1）操作时要认真、仔细，一丝不苟。

（2）每日工作前，操作工要先检查室内温湿度，并认真记录。

（3）因异常情况停产时，按《生产过程异常情况处理程序》处理。

二、一般生产区清洁工具清洁操作规程

建立清洁工具清洁规程，保证工艺卫生，防止污染和交叉污染。本规程适用于生产区清洁工具的清洁管理。

1．清洁工具　毛刷、抹布、拖把、清洁剂。

2．清洁规程

（1）抹布用完后，用清洁剂搓洗，再用饮用水冲洗干净，挂到洁具间的不锈钢架上，晾干。

（2）拖把、毛刷等每次用完后用清洁剂搓洗，然后再用饮用水冲洗干净，晾干。

（3）水桶、簸箕先用毛刷蘸清洁剂刷洗，再用饮用水冲净，倒置。

（4）垃圾桶内废物由生产人员下班后带出，放置于指定位置，由车间管理员每日更换塑料袋。

三、车间生产区域容器具清洁规程

建立生产区域容器具清洁规程，指导清洁人员进行清洁工作，保证生产区域规范清洁。

1．清洁频率及范围

（1）每日工作结束后清洁一次，如清洁后停产超过一周，再次生产前需重新进行清洁。

（2）清洁人员必须已接受培训。

（3）清洁设备时必须切断电源，遵守安全规则。

2．清洁用具和材料　饮用水、清洁剂、毛刷、不脱落纤维的抹布。

3．容器具清洁方法

（1）先用饮用水清洗工具上所黏附的产品残留。

（2）用清洁剂进行清洗，清洗完成后重新用饮用水冲洗干净。

（3）将清洁完毕的容器具晾干。

（4）生产用具清洗后，不能立即继续使用的，存放于工具间货架上。桶、盆之类倒置存放。所有容器具清洁后挂"已清洁"标志牌。

4．清洁有效期　有效期为1周。

5．容器具使用

（1）使用前先进行检查。在清洁有效期之内的容器具，首先检查有无清洁标志。

（2）如果有已清洁标志，但已污染，按照清洁程序重新进行清洁。

（3）如果没有清洁标志，必须重新进行清洁。

（4）超过清洁有效期的容器具，需重新按照清洁程序进行清洁后，方可使用。

6．记录　清洁工作完成后，及时填写清洁记录，并挂"已清洁"标志牌。

四、磅秤标准操作规程

建立磅秤使用标准操作规程,正确使用磅秤,使称量准确。本规程适用于磅秤的操作与维护保养。

1. 操作程序

(1)使用前的检查:检查磅秤是否放平衡;检查秤砣是否齐全,规格是否相符;调节平衡砣,调准零点。

(2)称量:①将称量物轻放在磅秤台板上;②根据估计的重量,放上秤砣,打开固定螺丝,左右移动游码,使其达到接近水平,即可读数;③每日工作结束,用抹布将磅秤清理干净;磅秤每年由计量部门校验两次。

2. 维护与保养

(1)磅秤要放在平整的台板上,检查零件是否完整,空秤是否平衡。将平衡砣在中间位置左右移动,如果平衡砣不能移到两个极端,要调整平衡砣使之平衡。

(2)物品送上秤盘时,不能猛力冲击,以免损坏秤的机件,称量时尽量把物品放在盘子中间,使用完毕后要及时将被秤物品取下,以减少零件磨损。

(3)臂比不同的秤砣绝对禁止互换使用,秤砣必须慎重保管,不要随意碰撞,经常注意秤砣铅心和外表是否有脱落,严禁将秤砣作榔头使用。

五、筛药机标准操作规程

以 SX-800 型筛选机为例。本设备为箱式双层电动筛药机。其原理是利用药材与杂质大小差异,配置适当规格的筛网,在筛体往复运动下达到分离或将饮片分档的目的。

1. 筛选标准操作规程

(1)准备工作:①检查筛选机,应具有"已清洁"标志牌,并确认在有效期内,如超过有效期,使用前需重新进行清洁;②拧开两个压紧螺母,拉出筛网,检查筛网有无破损,如有破损要及时更换;③根据工艺要求选择筛网的目数,以达到分档的要求;④将筛网安装固定,调整减振器的两个压紧螺母,使减振板与压紧螺母紧固;⑤接通电源,打开开关,空载运转查看是否正常,如有异常及时停机,查清故障原因并排除。

(2)筛药操作程序:①打开电源开关,启动正常后开始投料;②将药物均匀地投入进料口,投料不可过多,避免造成出料不均匀;③将不同规格的药物分别放入不同容器内,并分别注明;④工作结束后,关闭电源开关,关闭排尘控制开关;⑤填写设备运行及生产记录。

2. 清洁操作规程

(1)清洁工具:塑料扫把、不脱落纤维的抹布、清洁剂。

(2)清洁程序:①关闭电源,拧开网板固定螺丝;②将网板分别取出,用毛刷清扫干净,用清洁剂清洁干净,再用饮用水冲净,晾干;③用抹布蘸取清洁剂将进料口及出料口清洁干净,再用饮用水将清洁剂清洗干净;④用抹布将设备外表清洁干净;⑤按顺序将设备的筛网装配好;⑥填写清洁标志及清洁记录,悬挂设备状态标志。

(3)清洁评价:以眼观表面无污迹、无药物残留,用洁净的白布擦拭,以布上无变化、设备见本色为准。

(4)清洁频次:以下四个条件,满足其中一个条件时,必须进行清洁。①同品种连续生产 3

批;②同品种连续生产超过 7 天;③更换筛选品种时;④出现特殊情况。

3．维护保养规程

（1）特别说明：所有维修养护必须在停机状态下进行，严禁在运行状态下操作。

（2）技术规格：SX-800 型筛选机的技术参数，见表 12-1。

表 12-1　SX-800 型筛选机技术参数

序号	名称	单位	数值
1	筛选机的效率	kg/h	400～1000
2	振动频率	次/min	600
3	上筛框尺寸	mm	800×1400
4	下筛框尺寸	mm	800×1600
5	电动机功率	kW	0.75
6	振动偏心	mm	6.5
7	筛面倾斜角度	(°)	10
8	三角带	根	2
9	外形尺寸	mm	2100×1080×1320

（3）设备的结构和特点：①机架由 8 号槽钢焊接而成;②筛体有便于更换不同规格的两层筛网，用四根吊杆吊在吊架上，通过振动器的运动，使筛体做往复运动，达到筛选的目的;③进行减振器的维护与保养时，振动器的直齿齿轮必须每星期注黄油一次，开车前筛体必须保持静止，电动皮带要张紧;设备使用过程中有不正常现象时（如剧烈震动、有异常声音、电动异常等）应停机检查，排除故障;④筛面的筛孔堵塞时，允许用木条、竹条清除堵塞物;⑤调节进料门重砣的位置，使药材、饮片沿筛面方向均匀分布;⑥经常检查各紧固螺栓、螺母，防止松动;⑦在开机前，必须先用手转动皮带，检查有无异物及异声。

（4）故障及解决方法：设备一般故障的解决方法，见表 12-2。

表 12-2　设备一般故障的解决方法

故障	原因	解决方法
筛面上的药材走单边	进料处的宽度方向下料不均	调整重砣的位置
	筛面横向截面不水平	调整机架的水平位置，检查前后吊杆的长度，使之保持一致
	筛体运动，有扭摆现象	调整震动器装置的左右位置使其重心与筛体重心在同一垂直面内，并检查吊杆的长度使之一致
筛体共振振幅特大、持续时间较长	传动皮带过松而引起严重打滑	张紧皮带
	开车前筛体摇摆引起共振	在筛体平稳状态下启动，启动要迅速
杂物中含有药材或饮片;药材或饮片中含有杂物	筛体的筛面磨损过大	更换筛面

第二节 软化标准操作规程

一、水制岗位标准操作规程

建立水制岗位标准操作规程,使水制岗位工作人员达到操作标准化、规范化,以保证药品质量。

1. 准备工作 ①操作人员按《生产人员进入生产区管理程序》更衣,进入工作岗位;②检查洗药机、润药机应具有"已清洁"标志牌及前批"清场合格证",并确定清洁日期在有效期内;③准备好周转箱、托盘、小车及其他工具;④检查水、电、汽是否正常,使所用设备处于待用状态;⑤按照生产指令核对上一工序转来的药材正确无误;⑥磅秤每次使用前校正零点。

2. 洗药 ①启动电源开关,打开饮用水阀门,开空车运转,一切正常后即开始投料清洗;②将净选合格的药材按分档大小分别进行清洗;③清洗好的药材放在周转箱内,根据药材的不同性质分别进行润制。

3. 润制 ①检查润药机用水、蒸汽是否正常,一切正常后备用;②将清洗好的原药材根据其性质选择冷浸润法或热浸润法;③将清洗好的药材分别放入润药筐,推入润药机,关闭润药机门;④打开真空泵开关,抽真空至(−0.08∼−0.07)MPa,关闭真空泵;⑤根据选择的润制方法进行润制,记录润制时间;⑥润制完毕,将药材取出,放在洁净的周转箱内称重并记录,转往下道工序。工作结束后,关闭所有阀门,关闭总电源。

4. 记录 工作过程中随时清理现场卫生,及时做好原始记录。

5. 清洁 按《XY-720洗药机清洁操作规程》《GT$_7$C$_5$-3型润药机清洁规程》《生产区清洁规程》《容器具清洁规程》《生产器具清洁规程》进行清洁。

6. 清场 按《清场管理规程》进行清场。

7. 质量标准 ①清洗好的药材要清洁干净,无异物、泥土、石块等杂质;②浸润后的药材应润透,切断面无干心,含水量适中,无伤水现象。

8. 注意事项 ①开真空泵时一定要先开饮用水阀门,再开真空泵开关;②采取热浸润法时,蒸汽压力需≤0.3MPa;③在润制过程中,要戴好乳胶手套,防止烫伤。

9. 异常情况处理 工作过程中,如遇特殊情况,按《生产过程异常情况处理程序》进行处理。

二、洗药机标准操作规程

建立洗药机的标准操作规程,使操作工按正确的方法进行操作,确保生产的顺利实施。本规程适用于XY-720洗药机的标准操作。本设备为滚筒式洗药机(图12-1),每小时可洗涤药材300∼500kg。其工作原理是通过联轴器驱动蜗轮箱实现减速,蜗轮箱再通过链轮驱动左侧的一组滚轮带动滚筒转动,滚筒内通水后,水压加大,从而达到清洗物料的目的。

1. 标准操作规程

(1)准备工作:①使用前先检查蜗轮箱油面是否在油窗刻度线上,如不在刻度线上要加润滑油;②打开洗药机电源开关,开启喷水管阀门开关,空车运转,无异常现象才可投入使用。

(2)操作程序:①打开电源开关,开启喷水管阀门开关;②将药物均匀地投入进料口,注意

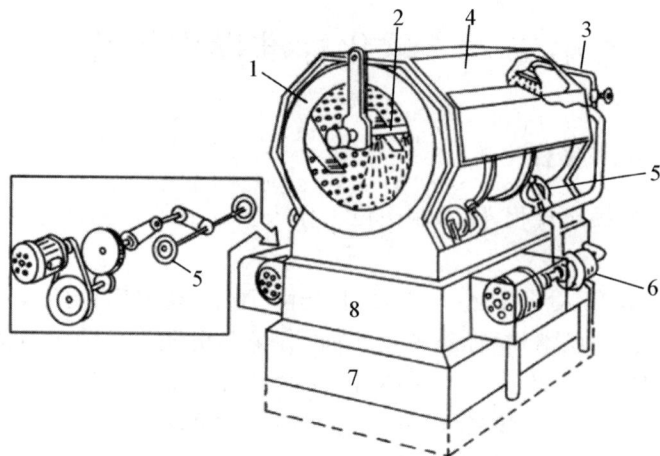

图 12-1 滚筒式洗药机
1. 滚筒;2. 冲洗管;3. 二次冲洗管;4. 防护罩;
5. 导轮;6. 水泵;7. 水泥水槽;8. 水箱

装入物料不宜过多,以免清洗不彻底,以连续均匀投料效果最佳;③随时注意喷水情况,声音异常时应立即停机,检查正常后方可继续生产;④药材清洗完毕,先关闭洗药机电源开关、水管开关,然后再关闭总电源开关;⑤填写设备运行及生产记录。

2. 清洁操作规程

(1)清洁工具:塑料刷子、不脱落纤维的抹布、清洁剂。

(2)清洁程序:①关闭电源,打开饮用水,用软管将洗药机内部清洁干净;②拆开洗药机下面挡板,用塑料刷将残余药物清洁干净,再用饮用水清洁干净;③用抹布将洗药机进料口擦净;④将设备底座清洗干净;⑤关闭饮用水;⑥填写清洁标志及清洁记录,悬挂设备状态标志。

3. 清洁评价　以眼观表面无污迹、无药物残留,用洁净的白布擦拭,以布上无变化、设备见本色为准。

4. 清洁频次　下列三个条件,满足其中一个条件时,必须进行清洁:①同品种连续生产3批;②同品种连续生产超过7天;③更换品种时。

三、润药机标准操作规程

以 GT_7C_5-3 型润药机为例(图 12-2)。本设备为圆筒型卧式润药机,适用于减压浸润、加压浸润、热润或冷润,也适用于蒸、煮、酒制、醋制等工艺要求和中药湿热灭菌。

其工作原理是将需要浸润的药材置于机内后,锁紧机门,抽真空至工艺技术参数中规定的负压值,并保持一定时间(一般为10～30分钟),以便将被浸润中药材中的气体排净。然后向机内喷饮用水,使其迅速被吸收,待饮用水完全淹没被浸润药材后,可打开放气阀,并继续向机体内充满饮用水,然后关闭放气阀,再向机内充液加压至≤0.3MPa,并保持一段时间,以达到快速浸润的效果。根据工艺要求选用不同的浸润方法。

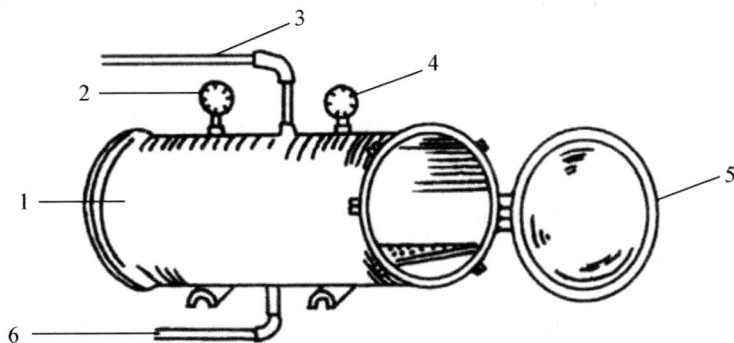

图 12-2 卧式减压快速润药机
1. 润药筒；2. 真空表；3. 真空管；4. 温度计；5. 密封盖；6. 蒸汽管

1. 标准操作规程

(1)冷浸润法：①将药物装入料车，打开锅门，将料车推入锅内，锁紧锅门，关闭所有阀门及接口；②打开电源，启动真空泵抽真空，使压力降至(-0.08～-0.07)MPa；③打开饮用水，加水浸没药材，打开压缩空气阀门加压，使压力<0.3MPa，根据工艺要求，设定浸润时间，开始润药；④润药完毕，打开排污阀门排净污水，开启保险连锁装置，打开锅门，进行出料；⑤一次装量按润药机的设计容积大小计算；因药材产地不同，浸润时间应适当延长或缩短，部分药材润制的参考时间(冷浸润法)见表12-3；⑥操作完毕后，应填写设备运行及生产记录。

表 12-3 部分药材冷浸润法的浸润时间(参考时间)

名称	时间/h	名称	时间/h	名称	时间/h
山药	3	肉苁蓉	3	桔梗	1～2
玄参	2.5	牡丹皮	1	防己	2～3
三七	2.5	郁金	1.5	天花粉	2～3
大黄	3～4	白术	2～3	川芎	2～3
泽泻	3～4	白及	1～2	白芷	2
沙参	1	姜黄	2	木香	2

(2)热浸润法：①将清洗的净药物装入料车，推入锅内，关闭锅门和除溢流口外的所有阀门及接口，通入饮用水，至水位(液位计的80～100cm)完全浸没药材；②通入蒸汽加热，待温度≤50℃后停止加热。根据工艺要求，设定润药时间，开始润药；③润药完毕，打开排污阀门排净污水，开启保险连锁装置，打开锅门，进行出料；④操作完毕后，应填写设备运行及生产记录。

(3)注意事项：①用蒸汽润制时，温度不得高于50℃；②润制完成时，汽未放净，严禁开门；③润制时，润药机的工作压力≤0.3MPa。

2. 清洁操作规程

(1)清洁工具：塑料刷子、不脱落纤维的抹布、清洁剂。

(2)清洁程序：①关闭蒸汽阀门、饮用水阀门；②打开润药机门，将药筐拉出，用塑料毛刷蘸取清洁剂，将其清洁干净，然后用饮用水冲洗干净；③用饮用水将润药机内部的残留物冲洗干净;④用不脱落纤维的抹布蘸取清洁剂擦拭润药机内部,再用饮用水将清洁剂冲洗干净;⑤用抹布蘸取清洁剂擦拭润药机外部表面,然后用饮用水冲洗干净,晾干;⑥将药筐推入润药机,关闭机门;⑦填写清洁标志及清洁记录,悬挂设备状态标志。

(3)清洁评价:以眼观表面无污迹、无药物残留,用洁净的白布擦拭,以布上无变化、设备见本色为准。

(4)清洁频次:以下三个条件,满足其中一个条件时,必须进行清洁。①同品种连续生产 3 批;②同品种连续生产超过 7 天;③更换品种时。

第三节　机械切制标准操作规程

一、切制岗位标准操作规程

建立切制岗位标准操作规程,是为了使操作更加规范化、标准化,保证工艺卫生和药品质量。

1. 进入岗位　操作人员按《生产人员进入生产区管理程序》更衣,进入工作岗位。

2. 准备工作　①按照生产指令核对上一道工序转来的药材品名、数量正确无误;②根据生产工艺要求选择所使用的切药机;③检查切药机是否有"已清洁"标志牌及前批"清场合格证",并确定清洁日期在有效期之内;④磅秤每次使用前校正零点;⑤检查所用切药机各部位的润滑情况,在活动摩擦面加入适量植物油。

3. 切制工作　接通电源,空车运转正常后按所用型号切药机的标准操作规程进行操作,根据工艺要求调节所切药品的规格。操作者在上药时要铺匀,厚度要适当,切忌厚度不均。将切制好的药材及时称重后转入下道工序进行烘干。每道工序结束后,要彻底清理现场卫生,做好原始记录。

4. 清洁　按《生产区清洁规程》《容器具清洁规程》《生产器具清洁规程》《切制岗位设备清洁规程》进行清洁。

5. 清场　按《清场管理规程》进行清场。

6. 质量标准　切制的饮片规格(段长、片厚)符合规定;饮片不得有连刀或带毛边,片面整齐。

7. 注意事项　各种调整(除反正车外)必须在停机状态下进行,严禁开机调整;链条有夹药或黏附现象时,及时停机清除,每班清理链条一次。

8. 异常情况处理　如遇特殊情况停机时,按《生产过程异常情况处理程序》进行处理。

二、磨刀机标准操作规程

制定磨刀机的标准操作规程,使操作工按正确的方法进行操作,确保所磨刀具的质量。本规程适用于 ZMD-360 型自动磨刀机的操作。其工作原理是切刀固定于工作台的刀架上,工作台由曲柄连杆与齿轮齿条组合机构驱动实现横向进给。转动进给部分手柄由丝杆、螺母机构实现纵向进给,从而实现刃磨的目的。

1. 生产前检查　①使用前认真检查蜗轮箱内的油位是否达到要求,各润滑系统要按规定加润滑油;②检查杯形砂轮端面是否伸出护罩,保证伸出 8～10mm;③检查电机、电器开关是否完好,电动机有无受潮,各部件是否紧牢,冷却水是否充足;接通电源后,先空转,检查各转动部位是否灵活正常、有无异声,如果发现异声及时停电排除。

2. **磨刀操作**　①把刀片装在刀架上,使刀片前端伸出刀架 30mm(若伸出太长,容易发震;若伸出太短,砂轮容易碰伤导轨),根据切刀角度要求调整刀架角度;②打开冷却水泵,调整喷头,使冷却水刚好喷在磨削区内;③横向进刀转动手柄,每次进刀量不宜过大,磨至无火花时方可再次进刀;④刀片磨好,操纵手柄退回刀架。

3. **工作结束**　①关闭磨刀机,关闭喷水泵;②关闭总电源,取下刀片。

4. **注意事项**　①所有调整必须在停机状态下进行,严禁在运行状态下进行;②操作时严禁工作台接触砂轮;③冷却水应经常更换,并及时清除冷却水中的污物。

三、直线往复式切药机标准操作规程

制定 QWZL-300 型直线往复式切药机(图 12-3)的标准操作规程,使操作工按正确的方法进行操作,确保生产的顺利实施。本设备为剁刀式切药机,每小时可切制药材 40～300kg。用于根、茎、叶、全草、皮类中药饮片的切制。其工作原理是由于机械的传动,使刀片上下往复运动,原料经链条连续送至切药口,由往复式切刀切制成所需要厚度的饮片。

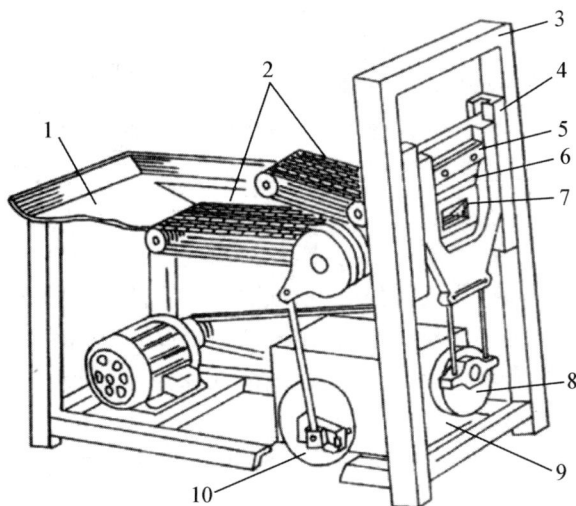

图 12-3　直线往复式切药机
1. 台面;2. 输送带;3. 机身;4. 导轮;5. 压力板;6. 刀片;
7. 出料口;8. 偏心轮;9. 减速器;10. 偏心调片子厚度部分

1. **标准操作规程**

(1)准备工作:①检查切药机是否具有"已清洁"标志牌,并确认在清洁有效期内;②开车前在各润滑位置加注润滑油;③检查刀刃是否磨钝,如有缺口或磨钝要磨好后再使用;④按生产工艺要求调整切片厚度;⑤通电前检查电器系统是否完好,接通电源后先空转(注意不准反转!),观察一下有无异常现象,若有故障及时排除。

(2)操作程序:①检查总电源开关,应为关闭状态;②调刻度,提升小球,扳动拨杆,按齿轮箱上方的"截断长度-齿轮档位配位表"调整刻度;③调整棘轮齿数,转动皮带轮外侧偏心座上的螺杆,使偏心块移动,转动皮带轮一周,使推动棘轮的齿数符合要求(推动棘轮的齿数不得>10);④调节刀片切入输送带深度(一般不需调整),拧松刀架机构螺母,调节机构上下位置,每调整一次都要转动皮带轮,使刀片缓慢下移,当刀刃位于最低点时,观测刀刃与输送带的间隙或切入输送带的深度,将需切的物料置于输送带的两侧,观察切断情况,直到合适为止;⑤调整输送带的位置,输送带偏移侧螺栓张紧,另一侧放松,每次调整螺栓转动不宜超过1/4周,输送带出料头偏移一般不得超过5mm;⑥装刀,转动皮带轮,使刀架处于最高点,取洁净、磨好的刀片,置于刀杆端部,拧紧压刀杆螺母;⑦打开总电源开关,启动切药机,若有点振动应正常运行,调整速度;⑧运行正常后,加药材于输送带上进行切制;操作者在上药时要铺匀,厚度要适当,切忌厚度不均,若忽然遇堵塞要立即打"反车"将药物退出,或停车清理;⑨工作结束后,关闭开关,切断电源;⑩填写设备运行及生产记录。

(3)注意事项:①工作服袖口必须扎紧;②切制时不要用手接触刀片;③开机前应检查输送带上有无异物;④正常使用每隔一天或停用后首次使用,需对全部运动部位加润滑油,加油量以不滴油为限;⑤物料中不得有金属或石块等硬物,以免损坏刀和输送带;⑥最高工作频率适合于截断长度在6mm以下使用,截断长度越长,切刀工作频率(电机转速)应越低;⑦棘轮齿数、刀片切入深度和电机转速应确定由专人调整;⑧运转时及时清理输送带下侧物料,以免黏性物料带至切刀下侧切伤或切断输送带,同时导致输送带左右偏移;⑨运转时,若出现输送带不走,或走的距离比设定的大,导致物料尺寸不准时,及时调整偏心块的位置,使棘轮走位准确;如果是输送带打滑,要张紧输送带(在输送带不打滑的情况下,输送带不要张得太紧);⑩停机时要拆卸刀片,每次装刀后要先转动皮带轮一周,以确认刀片切入输送带的深度。

2. 清洁操作规程

(1)清洁工具:塑料刷子、不脱落纤维的抹布、清洁剂。

(2)清洁程序:①切断电源,让设备处于停机状态;②盘车让刀片处于最低点;③将药机刀片、三面挡板及工作台面按次序依次拆下;④用不脱落纤维的抹布蘸取饮用水,将各部件清洁干净;⑤用毛刷将设备内部清扫干净,然后用抹布蘸取饮用水将设备内部及传送带清洁干净;⑥按正确的次序将设备重新装配好,填写清洁标志及清洁记录,悬挂设备状态标志。

(3)清洁评价:以眼观表面无污迹、无药物残留,用洁净的白布擦拭,以布上无变化、设备见本色为准。

(4)清洁频次:下列四个条件,满足其中一个条件时,必须进行清洁。①同品种连续生产3批;②同品种连续生产超过7天;③更换品种时;④出现特殊情况。

四、旋转式切药机标准操作规程

以QY120-4型旋转式切药机为例。本设备为旋转式切药机(图12-4),每小时可切制药材70～700kg。该机由电动机、装药药盒、固定器、输送带、旋转刀床、调节器等部分组成。主要适用于颗粒状药材的切制(图12-5),不适合全草类药材的切制。

1. 标准操作规程

(1)准备工作:①检查旋转式切药机,应有"已清洁"标志牌,并在清洁有效期内;②先检查电机、电器开关是否完好,电动机有无受潮,各部件是否完整,安装是否牢固;③检查润滑部位加油是否充足,变速箱油位应到油窗的油位线;④打开护罩门,将刀片与刀门的间隙调到

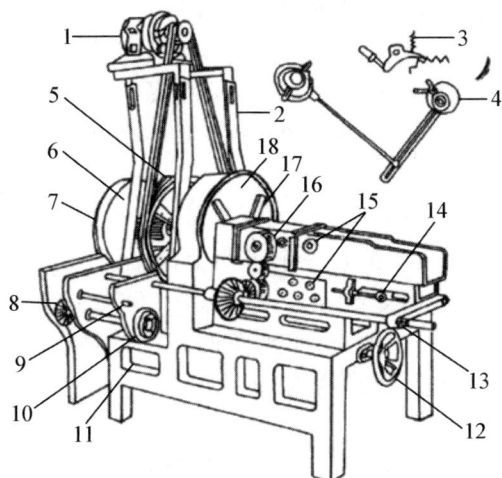

图 12-4　旋转式切药机

1. 电动机；2. 架子；3. 弹簧；4. 撑牙；5. 皮带轮；6. 偏心轴(三套)；7. 安全罩；

8. 撑牙齿轮；9. 撑牙齿轮轴；10. 手扳轮；11. 出料口；12. 机身进退手扳轮；13. 套轴；

14. 输送带松紧调节器；15. 输送滚轮轴；16. 输送滚轮齿轮；17. 刀；18. 刀床

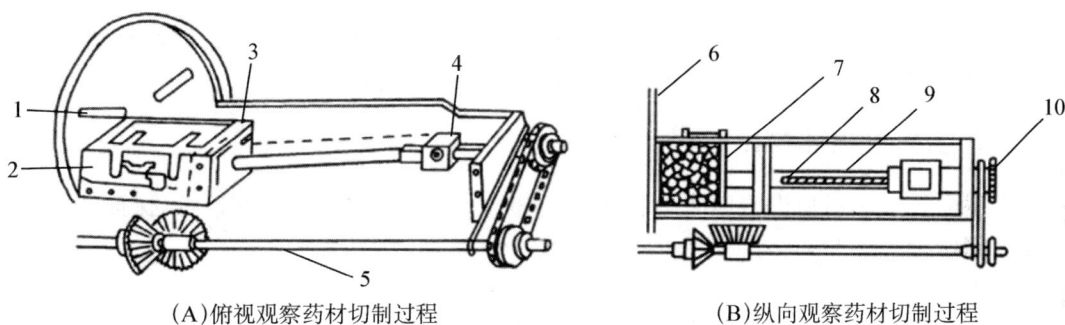

(A)俯视观察药材切制过程　　　　　　　　(B)纵向观察药材切制过程

图 12-5　颗粒状药材切片原理

1. 刀；2. 装药药盒；3. 固定器；4. 开关；5. 原动轴；6. 刀；7. 推进器；

8. 螺旋杆；9. 套管；10. 齿轮

(0.2±0.1)mm 的范围内,各紧固件不得松动,运动部位要清洁无障碍;⑤根据药材的质地调整上链条与下链条的夹角,调整上下链条后部辊上的螺栓,使链条松紧适宜;⑥根据不同的饮片规格,调整挡板轴的厚度,并与变速手柄位置相符合(切制规格在 1~4mm 的块状药材及果实类的药材时,应安装上三块调整挡板;切制>4mm 的饮片时,可去掉调整挡板直接调速;调整时,同时变换链条进给速度以达同步);⑦刀片的刃口夹角须控制在 22°~24°为宜;⑧接通电源,打开开关,空车运转,检查各转动部位是否运转正常,如有异常及时停机排除故障。

(2)操作程序:①将待切药材放在机器平台上,将药材推进进料口压紧,打开开关进行切制;②进料要形成连续性,进料均匀,不要忽多忽少,以免造成塞药现象,药材被塞住时要及时停车清理,以保证所切药材的质量;③操作时严防金属及其他杂物混入切制的药材中,以免损坏刀片及其他部件;④切制时,若有异声,立即停车,搬动离合手柄,打"返车"退出药材进行清理,排除故障后再进行切制;⑤在切制过程中,注意观察所切药材质量,及时调整,保证药材切制质量;⑥在切制含淀粉量多、黏性大、纤维性大的药材时,可适当喷水,以助切制(拉合板可作喷水孔用);⑦工作结束后,切断电源,清理设备卫生;⑧填写设备运行及生产记录。

(3)注意事项:①刀片与出药口间隙的大小,会直接影响饮片质量,刀片与出药口的间隙应保持在 0.2~0.4mm,三个刀片应调至同一个平面上,然后拧紧压紧螺母;②经常检查刀片的锋利程度,发现磨钝或缺口时,及时修磨,刀片的刀口夹角控制在 22°±1°;③所有调整必须在停车状态下进行,严禁在运行状态下调整;④当手柄位置与调节挡板轴数字不一致时,严禁开车;⑤如遇故障,应及时排除,严禁机器带"病"工作。

2. 清洁操作规程

(1)清洁工具:塑料刷子、不脱落纤维的抹布、清洁剂。

(2)清洁程序:①关闭电源,使切药机处于停机状态;②打开防护罩,用毛刷将罩内的杂物清洁干净;③将刀片拆下,先用清洁剂清洁干净,再用饮用水洗净;④将刀片加油保养,放入储存间备用;⑤打开切药机刀片罩盖,用清洁剂将内部药物残渣清洁干净,再用饮用水清洁干净;⑥将设备装配好,擦净设备外表面;⑦填写清洁标志及清洁记录,悬挂设备状态标志。

(3)清洁评价:以眼观表面无污迹、无药物残留,用洁净的白布擦拭,以布上无变化、设备见本色为准。

(4)清洁频次:以下四个条件,满足其中一个条件时,必须进行清洁。①同品种连续生产 3批;②同品种连续生产超过 7 天;③更换品种时;④出现特殊情况。

五、往复式刨片机标准操作规程

制定平面往复式刨片机的标准操作规程,确保设备按标准操作、正常运行,保证药品质量。本规程适用于 6CCC-200 型平面往复式刨片机的操作。

1. 标准操作规程

(1)准备工作:设备开启前确认阀门位置正确,供水、供电正常。

(2)操作程序:①将切药刀按正确的方式安装;②打开气泵电源,启动气泵,正常运行使之达到要求气压;③检查切药机是否处于清洁状态,只有在清洁状态下方可应用;④打开切药机电源,各指示灯亮;⑤启动切药机,空转,上下运行正常;⑥进水系统运行正常;⑦调整切制厚度,符合切制要求;⑧将准备好的物料放入切药槽内,启动开关,设备运行,进行切制;⑨切制完毕,清洁切药机,符合要求后,关闭电源;⑩工作完毕,按"电源"开关关闭电源,电源指示灯熄灭。

(3)记录:填写相关生产和清洁记录。

(4)注意事项:①切制前向水箱内加注饮用水,使保持充盈状态;②加入物料时,注意不要将石块等硬性物料放入;③随时检查切制片型,判断切药刀是否符合要求。

2. 清洁操作规程

(1)清洁工具:塑料刷子、不脱落纤维的抹布、清洁剂。

(2)清洁程序:①用塑料刷将平面往复式刨片机吸附的杂物清洁干净;②用抹布蘸取清洁剂将设备外表、吸尘器、罩内外表面清洁干净,然后用饮用水冲洗干净,晾干;③认真填写清洁记录。

（3）清洁评价：以眼观表面无污迹、无药物残留，用洁净的白布擦拭，以布上无变化、设备见本色为准。

（4）清洁频次：下列三个条件，满足其中一个条件时，必须进行清洁。①同品种连续生产3批；②同品种连续生产超过7天；③更换品种时。

六、粉碎机标准操作规程

制定粉碎机的标准操作规程，指导操作工按正确的方法进行操作，确保生产的正常运行。本规程为30B型万能粉碎机的操作规程，适用于粉碎干燥的脆性材料。软化点低、黏度大的材料不宜选用本机。本机每小时可粉碎药材100～300kg，粉碎细度为60～120目。

其工作原理是本机主轴上装有3圈活动齿盘，粉碎室盖上装有固定齿盘，固定齿盘上装2圈带钢齿的固定齿圈。活动齿盘与固定齿圈相互交错排列。当主轴高速运转时，活动齿盘也同时运转，物料抛进榔头间的间隙。在物料与齿或物料之间的相互冲击、剪切、摩擦等综合作用下，物料获得粉碎。成品经筛网过筛后由粉碎室排出进入捕集袋，粗料则继续粉碎。物料粉碎度可用筛网调节。

1. 标准操作规程

（1）开机前的检查和准备：①检查设备是否挂有"清洁合格证"，如有说明设备处于正常状态，摘下此牌，挂上运行状态标志牌；②操作人员按要求穿戴好工作服装及安全防护口罩；③检查工作室内设备、物料及辅助工作器具是否已定位摆放；④检查配电箱台面、粉碎机工作台面及周围空间是否有杂物堆放，清除与工作无关的物品。

（2）运行前检查：①检查设备各部分装配是否完整准确，供料斗及主机腔内是否有铁屑等杂物，如有，需除去；②检查主机皮带松紧度是否正常，皮带防护罩是否牢固，机架、主机仓门锁定螺丝、电机底脚等紧固件是否牢固；③检查集料袋安装是否正确、牢固；④用手转动主轴时，观察主轴活动是否灵活、无阻碍，如有明显卡滞现象，应查明原因，清除阻碍物；⑤扳合控制配电箱电源开关；⑥启动主机，确认电机旋转方向与箭头方向是否一致；⑦点动启动吸尘电机，确认电机旋转方向与箭头方向是否一致；⑧操作前准备和设备运行前检查确认无误后，准备开机运行操作。

（3）运行操作：①按动除尘机组启动按钮，除尘机启动运行；②待风机运行平稳后，按动粉碎主机启动按钮，主机启动运行；③上述电机启动后，空载运行约2分钟，观察主机、吸尘风机空载运行稳定后方可投料；④将待粉碎物料（最大进料粒度为8～12mm）投入料斗内堆放，调整进料闸门大小，依靠机器自身振动，使物料按设定速度定量送进粉碎室内；⑤主电机负荷应控制在额定值内（本机主电机额定功率为5.5kW），视物料性质、粉碎细度及下料速度适当调整供料进给量，避免发生"闷车"事故，保证主机在额定工作状态下工作。

（4）细度调整：①保持适当的供料进给量；②粉碎仓内剪切齿刀和固定齿圈的磨损程度；③成品由粉碎室经筛网过筛后的调节；④成品收集器通道是否畅通良好；⑤经粉碎室粉碎的合格物料，经出料口进入集料桶内，操作人员可由安装在集料箱面板上的观察窗观察制品的收集情况，当被粉碎制品收集量大于料桶的2/3时，应更换集料桶或清理集料桶内的合格粉料；⑥更换集料桶的操作需在停机状态下进行。

（5）停机操作：①关闭进料调节闸门，停止向粉碎仓内供料；②停止送料后，整机继续运行约2分钟,视集料桶内无粉料进入后,按动主机停止按钮,主机停止运行;③待主机停稳后,按动吸尘风机停止按钮,风机停止运行。

(6)注意事项:①设备运行时禁止操作人员与设备传动部分接触;②禁止用水对设备进行喷淋清洗;③凡装有油杯的地方,开车前应注入适当的润滑脂,并检查旋转部分是否有足够的润滑脂;④经常检查刀片、衬圈、齿盘的磨损情况,其磨损后会使粉碎粒度变粗,如发现磨损严重应及时上报;⑤粉碎机最大进料粒度为8~12mm;⑥物料粉碎前必须经过检查,不允许有金属杂物进入粉碎室内;⑦未经操作前准备和运行前各项目检查,不得盲目开机运行。

2. 清洁操作规程

(1)清洁工具:塑料刷子、不脱落纤维的抹布。

(2)清洁程序:①使用前用干布擦拭,除去粉碎机容器内的灰尘;②本机设有袋式除尘器,并可适当摇动振动器振动布袋,每班对布袋进行清理,如更换品种应按清洁规程对布袋进行清洗;③操作完毕后按清洁规程对设备进行清洁,及时清除残留的药材残渣,并擦拭内壁,做到光滑无污,并挂上清洁标志牌。

(3)清洁评价:以眼观表面无污迹、无药物残留,用洁净的白布擦拭,以布上无变化、设备见本色为准。

第四节　人工干燥标准操作规程

人工干燥是指利用一定的干燥设备,对切制后的饮片进行干燥。此法不受气候影响,卫生清洁,并能缩短干燥时间,适用于大量生产。除另有规定外,一般性饮片干燥温度以不超过80℃为宜;含芳香挥发性成分的饮片以不超过60℃为宜。已干燥的饮片需放凉后再贮存,否则,余热会使饮片回潮,易发生霉变或虫蛀。

一、干燥岗位标准操作规程

制定干燥岗位标准操作规程,使干燥岗位操作人员的操作更加规范化、标准化,保证药品质量和工艺卫生。

1. 干燥前的准备工作

(1)操作人员按《生产人员进入生产区管理程序》更衣,进入工作岗位。

(2)检查干燥机组,应具有"已清洁"标志牌和前批"清场合格证",并确认清洁日期在有效期内。

(3)准备好周转箱、周转小车等工具。磅秤每次使用前应校正零点。

(4)接通电源,检查仪器、仪表是否正常,开空车,检查机器、电机是否正常,调试好后备用。

(5)正确填写生产状态标志牌。

2. 干燥室的操作

(1)打开风机,根据药材的性质及片厚、段长,选择适当的温度。

(2)准备好洁净的周转箱及用具。

(3)注意查看烘干后饮片的干燥程度,根据实际情况调节网带的转速。

(4)将干燥好的饮片运到摊晾间及时摊晾。

(5)晾好的饮片称重后及时装入周转箱,并分别标明产品名称、产地、数量、规格、状态、称量人、复核人等内容。工作结束,关闭蒸汽阀门、风机电源。

3. 清洁　按《RHX-41-A 型热风循环烘箱标准操作规程》《生产区清洁规程》《生产器具清洁规程》和《容器具清洁规程》进行清洁。

4. 清场　按《清场管理规程》进行清场。

5. 注意事项

(1)干燥过程中随时注意蒸汽压力的变化。注意观察饮片的干燥程度,根据药材的干燥程度调节干燥温度及网带的运转速度。

(2)干燥温度最高不得高于 80℃。

(3)如遇特殊情况停机,按《生产过程异常情况处理程序》处理。

二、热风循环烘箱标准操作规程

以 RHX-41-A 型热风循环烘箱(图 12-6)为例。其工作原理是轴流风机推动空气,经热交换器加热后通过风道由分风板分配进入干燥箱,加热物料,同时循环的热风将蒸发出来的水分带走,湿热空气通过排湿孔排出箱外,使物料得以干燥。

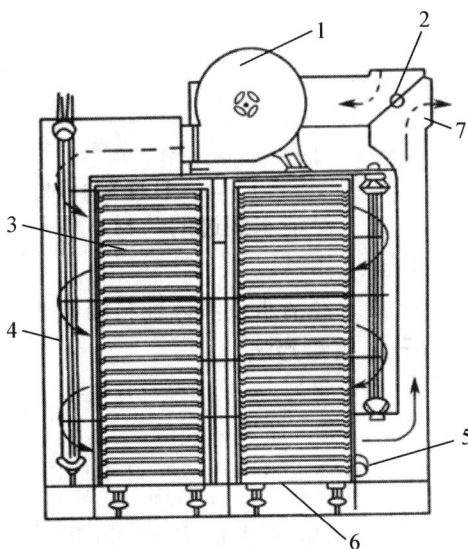

图 12-6　热风循环烘箱
1. 鼓风机;2. 气流调节器;3. 搁板;4. 加热器;
5. 搁板药架;6. 药架车;7. 湿热气出口

1. 操作规程

(1)打开循环烘箱门,将装放盘子的小车拉出。

(2)将需干燥的饮片放到盘子内,然后将盘子自上至下依次装到小车上。

(3)将小车推入烘箱,关门,锁定。

(4)合上电源开关,注意指示灯是否指示。

(5)按下风机按钮,并检查风机转向是否正确。

（6）将"手动"或"自动"切换开关放在"自动"位置，转动设定旋钮，然后设定好温度控制点、极限报警点。具体设定方法：将仪表拨动开关放在上限位置，同时旋转相对应的设定电位器，此时数字显示的是所需要的温度；用同样的方法，分别将烘箱温度使用点、温度报警点设定好，然后将仪表拨动开关放在测量位置。

（7）关掉截止阀，打开旁通阀，同时也打开疏水器旁通阀，放掉管道中的冷却水，然后按相反次序，关掉旁通阀，打开截止阀，将"手动"或"自动"切换开关置于"手动"位置，按下加热按钮开关。

（8）将电动执行器的限位开关限在开闭位置。

（9）根据物料含有的水分量来调节排湿阀的开启角度，角度不能太大。排湿时间：待烘箱温度上升到所需的设定值后，即进行排湿。

（10）干燥过程中每小时翻盘 1 次，翻盘时，由下至上依次翻盘。

（11）干燥完毕，关闭加热按钮，停止加热，过 20 分钟关闭风机按钮。

（12）打开烘箱门，将装药的小车拉出，由下至上依次将干燥好的饮片存放到指定的容器中。

（13）将饮片运到下道工序。按清洁程序对设备进行清洁。

（14）填写设备运行及生产记录。

2. 清洁规程

（1）清洁工具：塑料刷、不脱落纤维的抹布、不锈钢桶、清洁剂（用洗洁精）、消毒剂（用 75%乙醇溶液、0.1%苯扎溴铵溶液），消毒剂每月轮换使用 1 次。

（2）清洁程序：①在停机状态下，将烘盘及烘架取出，用清洁剂把烘架、烘盘分别清洁干净，然后用饮用水冲净；②用塑料刷、抹布将烘箱内部的药物残渣清洁干净；③用清洁剂将烘箱内面及烘箱外壳擦洗 1 遍，然后用饮用水擦洗干净；④用洁净抹布蘸取消毒剂将烘盘、烘架及烘箱内部擦洗消毒，10 分钟后，用饮用水清洁干净；⑤将烘盘及烘架放于烘箱内，并烘干；⑥填写清洁标志及清洁记录，悬挂设备状态标志。

（3）清洁评价：以眼观表面无污迹、无药物残留，用洁净的白布擦拭，以布上无变化、设备见本色为准。

（4）清洁频次：以下四个条件，满足其中一个条件时，必须进行清洁。①同品种连续生产 3批；②同品种连续生产超过 7 天；③更换品种时；④出现特殊情况。

第五节　机械炒制标准操作规程

一、炒制岗位标准操作规程

建立炒制岗位标准操作规程，使炒制岗位操作人员的操作更加标准化、规范化，以保证产品质量。

1. 进入岗位　操作人员按《生产人员进入生产区管理程序》更衣，进入工作岗位。

2. 准备工作

（1）检查炒药机，应具有"已清洁"标志牌及前批"清场合格证"，并确认清洁日期在有效期内。超过清洁有效期的，在使用前需重新进行清洁。

（2）检查供气管道、液化气罐有无异常,正常后备用。

（3）认真检查炒药机各部件,安装是否牢固,空机运转试运行是否正常,如有异常应及时排除。

（4）校正磅秤归零,准备好所用的工具、容器。

（5）将待炒制的饮片及所需辅料转入工作间,根据生产指令核对产品名称、规格、数量,填写生产状态标志牌。

3．操作

（1）根据工艺要求选择炮制的方法。

（2）打开主机电源,打开风机,将风机风量调至最小。

（3）打开液化气开关,打开点火棒开关,点燃点火棒,伸进炉内点燃燃烧器。

（4）启动炒药机,使机器正向运转,将称量好的饮片从进料口倒入炒药机。

（5）按工艺要求进行炒制,炒制好的饮片从出料口接料,进行分筛、摊晾。

（6）操作过程中随时清理现场卫生,并做好原始记录。

4．结束　关闭液化器开关。主机继续运转10～20分钟后停机,关闭风机,切断电源。

5．清洁　按《CY-2型炒药机清洁规程》《容器具清洁规程》《生产器具清洁规程》进行清洁。

6．质量标准　炒制的饮片应符合工艺质量标准。

7．注意事项　操作过程中随时注意观察饮片的颜色,调节好炉火的大小。

8．异常情况处理　在生产操作中,如遇停电等特殊状况停机时,按《生产过程异常情况处理程序》处理。

二、炒药机标准操作规程

建立炒药机的标准操作规程,确保本岗位操作工按正确的方法进行操作,保证生产正常进行。滚筒式炒药机见图12-7。

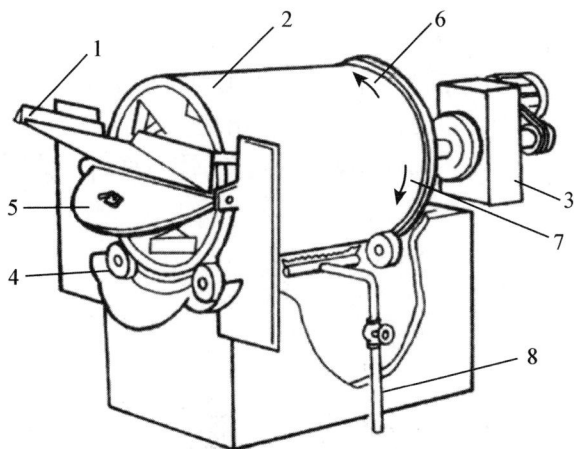

图 12-7　滚筒式炒药机

1. 上料口;2. 炒药筒;3. 减速器;4. 导轮;

5. 盖板;6. 出料方向;7. 炒药方向;8. 煤气管

1. 操作规程

（1）准备工作：①检查炒药机是否有"已清洁"标志牌及前批"清场合格证"；②检查锅筒、减速器、排风口、电器等是否完好无损，各紧固件是否紧固，并对润滑部位注油润滑；③检查电源是否正常，运动部位有无障碍物，滚轮锅圈是否清洁无污物；④开机空车运转，检查锅体运转情况是否正常；启动吸尘器使吸尘器正常运转；⑤准备好所用的工具、物品及容器具。

（2）操作程序：①开机使锅体顺时针旋转，打开电源开关和加热开关，打开风机，将风机风量调至最小，由小到大调节风机风量，升温半小时左右，待达到工艺所需温度后，再进行炒制；②炒制时，使锅体正向运转，将上部进料口打开，把饮片倒入锅内，随时检查炒制质量（若是加辅料炒，将上部进料口打开后，先将辅料加入锅体内预热，再把饮片倒入锅内）；③饮片炒好后，用倒顺开关使锅体逆向旋转，从下部接料；④关闭开关，停止加热；⑤主机继续运转达 10～20 分钟，停机；⑥关闭风机，关闭总电源；⑦填写设备运行及生产记录。

（3）注意事项：①操作中，正确使用倒顺开关，当锅体需要改变旋转方向时，使锅体处于静止状态，严禁锅体处于旋转状态时改变旋转方向；②操作完毕及时关闭加热开关，再旋转 10～20 分钟；③机器运转时，操作人员注意监视，发现异常，立即停机检查。

2. 清洁规程

（1）清洁工具：塑料刷子、不脱落纤维的抹布、清洁剂。

（2）清洁程序：①启动炒药机，转动锅体，将适量饮用水加入锅体内，并用刷子刷洗锅壁；②用塑料刷子将锅内杂物清洁干净；③逆向运转倒出清洗液；④加入清洁剂刷洗，然后用饮用水将炒药机锅体内部刷洗干净；⑤用抹布蘸取清洁剂将设备外表、吸尘器、罩内外表面清洁干净，如吸尘罩不易清洁，则将罩拆下，运至清洗间，用清洁剂清洁干净，然后用饮用水冲洗干净；⑥用洁净抹布蘸取消毒剂，对设备的各部件及设备内部进行擦拭，10 分钟后用饮用水将各部件冲洗干净；⑦关闭主机电源，重新装配吸尘罩；⑧填写清洁标志及清洁记录，悬挂设备状态标志。

（3）清洁评价：以眼观表面无污迹、无药物残留，用洁净的白布擦拭，以布上无变化、设备见本色为准。

（4）清洁频次：下列四个条件，满足其中一个条件时，必须进行清洁。①同品种连续生产 3 批；②同品种连续生产超过 7 天；③更换品种时；④出现特殊情况。

第六节　机械煅药标准操作规程

一、煅药岗位标准操作规程

本规程适用于煅药岗位的标准操作，使岗位操作人员操作标准化、规范化，从而保证产品质量。

1. 进入岗位　操作人员按《生产人员进入生产区管理程序》更衣，按要求穿戴好劳动防护用品，以做好安全防护，进入工作岗位。

2. 准备工作

（1）检查煅药机，应具有"已清洁"标志牌及前批"清场合格证"，并确认清洁日期在有效期内。超过清洁有效期的，在使用前需重新进行清洁。

(2)检查电路有无异常,正常后备用。

(3)认真检查煅药机各部件,安装是否牢固,空机运转试运行是否正常,如有异常及时排除。

(4)将待煅制的饮片及所需辅料转入工作间,根据生产指令核对产品名称、规格、数量,填写生产状态标志牌。

3. 操作　按煅药机标准操作规程进行操作。

4. 清洁　按《煅药机清洁规程》《容器具清洁规程》《生产器具清洁规程》进行清洁。

5. 质量标准　炒制的饮片应符合工艺标准。

6. 注意事项　操作过程中随时注意观察饮片的颜色,调节好炉火的大小。

7. 异常情况处理　在生产操作中,如遇停电等特殊状况停机时,按《生产过程异常情况处理程序》处理。

二、煅药机标准操作规程

煅药机标准操作规程,适用于 DYJ-600 型煅药机。煅药机见图 12-8。

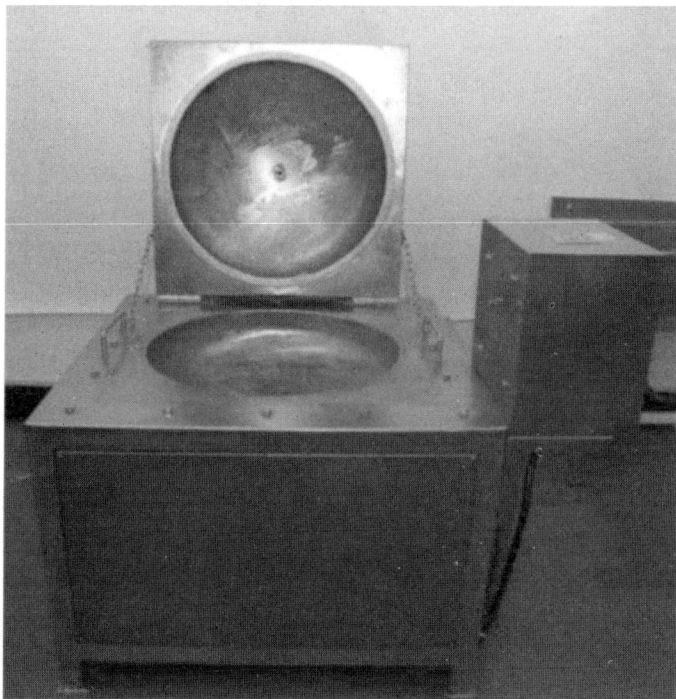

图 12-8　煅药机

1. 标准操作规程

(1)进入岗位:岗位人员按《生产人员进入生产区管理程序》更衣,进入煅药工作岗位。

(2)准备工作:①检查本岗位的清场合格证和有效生产指令,若超过有效期,则按标准清洁操作规程清场;②根据岗位生产指令,检查所需药材的品名、规格、数量及药材煅制是否符合工艺要求,并检查卫生检查单。

（3）煅制操作：①打开锅盖，将药材装进锅内，装好后盖上锅盖；设定温度仪，启动煅药机达到煅制要求；②打开电源开关和温度仪通电显示，设定温度（如600℃，参照温度仪使用说明）启动加热装置，当温度达到设定值时，煅药机进入自动恒温控温状态，当煅制达到设定值时，自动切断加热装置，提醒操作人员出料；③操作过程中要及时填写生产原始记录。

（4）清洁：每班结束后，要彻底清扫卫生，每一品种结束后，按照《清场管理规程》清场，请工艺员检查并取得清场合格证，挂上清洁标志牌。

2. 煅药机维护保养规程

制定中药材煅药机维护保养规程，可确保设备正常运行，延长机器的使用寿命，为连续生产创造必备条件。

（1）基本要求：所有维修保养必须在停机状态下进行，严禁在运行状态下进行维护保养操作。本机为电加热，电控箱及电器元件、仪表的检查与维护，及易损件的更换必须由具备电器操作与安全专业的技工进行，并且原则上有两人。

（2）设备基本检查：①连接电源和接电装置是否安全；②控制箱电器是否正常；③煅制时先开机试机，然后煅制；④检查锅盖的密封条是否密封，锅盖上的安全孔是否畅通；⑤该机每使用800至1000小时后，进行一次检查；⑥操作者应严格按照《煅药机标准操作规程》进行操作。

第七节　毒性药物炮制标准操作规程

一、岗位标准操作规程

建立毒性药品车间岗位操作规程，规范毒性药物的操作，以保证产品质量。责任者为带班长、操作工、质量监督员。

1. 净制岗位操作规程

（1）进入岗位：操作人员按《生产人员进入生产区管理程序》更衣，按要求穿戴好劳动防护用品，以做好安全防护，进入工作岗位。

（2）领料：①将磅秤校正零点；②按照生产指令领取药材，核对毒性药材的名称、数量，必须做到二人复核并签字，放到缓冲间暂存。

（3）净制：①根据产品工艺要求选择净制方法，将药材大小分档，剔除杂质；②净选好的药材分别放在不同的容器内。

（4）记录：认真及时地填写原始记录，填写物料状态指示卡，标明数量、名称、规格，运往下道工序，二人复核签字。

（5）清场：按《清场管理规程》清场，确保工作现场无上批遗留的毒性药材及其他杂物。工作结束后清理好现场卫生并填写清洁记录。

（6）异常情况处理：工作过程中，如遇特殊情况，按《生产过程异常情况处理程序》处理。

2. 水制岗位操作规程

（1）进入岗位：操作人员按《生产人员进入生产区管理程序》更衣，按要求穿戴好劳动防护用品，以做好安全防护，进入工作岗位。

（2）领料：按照生产指令核对上道工序转来的毒性药材，核对毒性药材的名称、数量，必须做到二人复核并签字。

（3）水制：①根据产品工艺要求选择适当的水制方法,将药材大小分档,分别放在不同的不锈钢桶内,按工艺要求进行清洗或浸润;②将处理好的药材分别放在不同的容器内。

（4）记录：认真及时地填写原始记录,填写物料状态指示卡,标明数量、名称、规格,运往下道工序,二人复核签字。

（5）清场：按《清场管理规程》清场,确保工作现场无上批遗留的毒性药材及其他杂物。工作结束后清理好现场卫生,并填写清洁记录。

（6）异常情况处理：工作过程中,如遇特殊情况,按《生产过程异常情况处理程序》处理。

3. 切制岗位操作规程

（1）进入岗位：操作人员按《生产人员进入生产区管理程序》更衣,按要求穿戴好劳动防护用品,以做好安全防护,进入工作岗位。

（2）准备工作：①检查设备的清洁卫生;检查电源是否正常;开空车试运行,检查设备有无故障,如有故障采取相应措施进行处理;②准备切制用的周转箱、托盘、小车及各种工具;③将清场标志贴于记录的背面。

（3）切制：①按生产指令检查从上道工序转来的药材,无误后按工艺要求,根据药材性质的不同调整切药机,按《QY120-4 型旋转式切药机标准操作规程》进行切制;②将切制好的药材放在周转箱内,运至下道工序。

（4）清洁：切制完成,按《QY120-4 型旋转式切药机清洁规程》清洁切药机。按《清场管理规程》清理好操作间卫生。

（5）记录：认真及时地填写好切制原始记录及设备清洁记录。

（6）异常情况处理：工作过程中,如遇特殊情况,按《生产过程异常情况处理程序》进行处理。

4. 干燥岗位操作规程

（1）进入岗位：操作人员按《生产人员进入生产区管理程序》更衣,按要求穿戴好劳动防护用品,以做好安全防护,进入工作岗位。

（2）准备工作：检查烘箱的清洁卫生,应具有"已清洁"标志;检查饮片是否符合药品生产工艺要求,有无异物。

（3）干燥：①将饮片均匀平摊于烤盘上,每烤盘以 1.5～2cm 厚度为宜,上料时从上部装盘,依次向下,防止异物掉入药料内,取盘时自下而上依次取出;②每车烤盘全部装好后,立即送进烘箱进行干燥;③按《RHX-41-A 型热风循环烘箱标准操作规程》《生产人员进入生产区管理程序》及工艺要求进行操作,温度从低到高逐渐升高,并随时检查,按工艺要求翻料,使饮片干燥符合要求即可;④干燥好的饮片冷却至室温或接近室温时,从最下盘依次向上收起,装入洁净的干燥周转箱内,转入下道工序。

（4）记录：正确填写物料周转卡,注明品名、批号、数量,并放入每桶内。

（5）清洁：按《RHX-41-A 型热风循环烘箱清洁规程》清洁热风循环烘箱。工作结束后清理好现场卫生,并认真填写干燥原始记录。

（6）异常情况处理：工作过程中,如遇特殊情况,按《生产过程异常情况处理程序》进行处理。

5. 包装岗位操作规程

（1）进入岗位：操作人员按《生产人员进入生产区管理程序》更衣,按要求穿戴好劳动防护用品,以做好安全防护,进入工作岗位。

(2)准备工作:①根据生产部包装指令,对包装药品的品名、批号、规格等进行复核;②从仓库领取合格的包装材料,注意核对编码、品名、数目、规格,放入缓冲间;③准备内包工具,校正称量器具;④检查房间的清洁状况,将清场标志贴于记录背面,打开封口机预热。

(3)包装:按工艺要求称量,将饮片分装入内包袋,将称量好的药材放入封口机,按《真空包装机标准操作规程》进行安全封口操作,并及时进行外包。

(4)记录:标签和含标签内容的外包材料要求使用数、残损数、剩余数之和等于实际领用数,如果数量不符要查明原因,并做好原始记录。残损标签双人监督销毁。

(5)清场:工作结束后,按《清场管理规程》清场,并做好原始记录,经质检人员检验合格,发清场合格证。清理好现场卫生。

(6)异常情况处理:工作过程中,如遇特殊情况,按《生产过程异常情况处理程序》进行处理。

二、煮药机标准操作规程

1. 标准操作规程

(1)辅料液的制备:将待炮制毒性中药所需的辅料,按每批需要量进行称量,放入吊笼中,在动态循环浸泡蒸煮罐中加入10倍于辅料量的水,启动机器,将吊笼慢慢放入浸泡蒸煮罐中,开启蒸汽阀,缓缓加热至沸,罐内压力不超过180kPa。之后保持微沸,罐内压力保持在20～50kPa。经2～5小时蒸煮后,使辅料内含物充分浸出,取样检查,口尝辅料几乎无味时,关闭蒸汽阀,开动不锈钢循环泵,将辅料煎液打入计量罐中备用。提起吊笼排出炮制辅料残渣。

(2)毒性中药的浸泡:称取毒性中药材100～150kg置吊笼内(药材量根据药材的体积、质地来确定,以吊笼容积的60％为宜),启动电机,使吊笼放入浸泡蒸煮罐中。随即开动不锈钢循环泵,动态循环浸泡3～4小时。动态循环浸泡时,由于摩擦产生热量,浸泡水的温度不断升高。当罐内温度达到35℃时,立即停泵,换入同样量的冷水,继续动态循环浸泡,操作同前,如此反复,直到药材浸泡至内无干心、口尝微有麻舌感为度,排出最后的浸泡水。动态循环浸泡时间的长短是由毒性中药材的品种、质地、部位和大小等确定的,一般为24～72小时。

(3)蒸煮炮制:毒性中药材浸泡去毒后,将制备的辅料液由计量罐倒入放置浸泡品的蒸煮罐中。然后启动蒸汽阀,缓缓加热至沸后,调节蒸汽阀,保持微沸即可。当炮制品达到规定的质量标准后,停止加热,提起吊笼,取出炮制品,弃去炮制辅料液。凉透后再进行切制加工,烘干。

2. 注意事项

(1)加水量需视要求而定。煮制时间长者水量宜多;需煮熟或煮透,及弃汁或留汁的加水量宜多;要求煮干者,加水量宜少。

(2)煮好后出锅,即时干燥,或趁湿润切片后再干燥。

第八节　包装标准操作规程

一、分装岗位标准操作规程

建立分装岗位标准操作规程,使操作更加规范化、标准化,以保证药品质量和工艺卫生。

1. 领料　操作人员按生产指令从车间统计员处领取经检验合格的内包装材料及标签。

2. 进入岗位　操作人员按《生产人员进入生产区管理程序》更衣,进入工作岗位。

3. 操作前的准备工作

(1)检查电子秤及真空封口机,应具有"已清洁"标志牌及前批"清场合格证",并确认清洁日期在有效期内。电子秤每次使用前应校正零点。

(2)将待包装的产品从暂存间转入分装间。

(3)根据生产指令核对产品名称、产地、来源、批号、规格、数量正确无误。

(4)接通电源,校正好电子秤。打开真空封口机开关开始预热升温(达到要求温度后试封1～2袋,调整好后停机备用)。

(5)填写好生产状态标志牌。准备好分装用工具。

(6)标签上打印有与产品相符的产品名称、产地、批号、规格、生产日期,并清晰正确。

(7)标签打印数量应略少于包装数量,不足时追加,以免浪费;在打印过程中,把字迹不清楚及不完整的标签挑出,放入专用容器内。

(8)标签领用数量与报废数量做到日清日结,并做好标签使用、销毁记录,废标签销毁应按《不合格物料管理规程》执行。

4. 操作

(1)分装:按生产指令对中药饮片进行计量分装。①将干燥合格的中药饮片按规定数量装入塑料袋,每袋放入一张标签;②将装好的半成品放在真空封口机上进行封口;③封好口的半成品通过传递窗转入外包装。

(2)记录:操作过程中,及时清理现场卫生,并做好记录;工作结束后,关闭电源,清理好现场卫生并做好原始记录。

(3)清洁:按《容器具清洁规程》《DZ-600/2S真空包装机清洁规程》《ACS-15A电子秤清洁规程》进行清洁。

(4)清场:按《清场管理规程》进行清场。

(5)质量控制及复核:①随时抽查装量,装量范围(±2%)要符合工艺要求;②封好口的半成品,封口处应平整,紧密无褶皱,无漏气现象。

5. 注意事项

(1)封口时,袋内药品至袋口的距离≥4mm。

(2)当真空泵内油位低于油窗的1/4高度时,应将油放掉,并换上新油至油窗高度的3/4(真空泵运转时必须保证油位在油窗的1/2～3/4,最大油量不允许超过3/4,加油时要缓慢加入,以防泵油溅入滤芯,影响真空度和出现油烟现象)。

6. 异常情况处理　如遇特殊情况停机时,按《生产过程异常情况处理程序》进行处理。

二、包装岗位标准操作规程

建立包装岗位标准操作规程,是为了使操作更加规范化、标准化,从而保证药品包装质量和工艺卫生。

1. 操作前的检查与准备

(1)操作人员按《生产人员进入生产区管理程序》更衣,进入工作岗位。

(2)操作人员根据批生产指令领取纸箱等外包装材料。

（3）操作人员根据半成品交接单，核对好产品的名称、产地、来源、批号、规格、数量后，根据批生产指令调好产品批号、生产日期。

（4）正确填写生产状态标志牌。

（5）接通电源，将打包机提前预热备用。

2. 填写包头签（扉子） 正确填写产品名称、产地、批号、规格、生产日期，并清晰明确。

3. 装包和入库

（1）装包时，一边拿一边摆放，不能交错装箱，更不得漏装。必须二人复核。

（2）按数量装好包之后，将包头签封到包装袋右上角。

（3）在箱外规定位置，印好与箱内标签一致的内容。

（4）每批包装完成后，及时填写批包装记录。

（5）填写成品入库单，按手续转入成品库。

4. 质量控制及复核

（1）产品名称、产地、来源、批号、规格、生产日期的印字应正确，字迹清晰、端正。

（2）每包内的药品数量应准确。

5. 清场 按《清场管理规程》进行清场。

6. 清洁 按《生产区清洁规程》《容器具清洁规程》进行清洁。

7. 异常情况处理 包装过程中如遇特殊情况停产时，按《生产过程异常情况处理程序》进行处理。

实训二十八 自然铜煅药炉煅法

【实训目的】
学会机械煅淬的操作要点及火候控制。

【实训内容】
煅淬自然铜。

【实训器材】
煅药炉、药铲、烧杯、量筒、火钳、搪瓷盘、台秤等。

【实训方法】

1. 操作方法

（1）净制操作：将药材摊在拣选工作台上，拣去杂质，净选后的药材标明品名、批号、规格、数量、工号、日期，并做好记录。

（2）半成品检验：认真填写生产记录，上交生产管理人员，请质检部门检验，半成品检验后，迅速转入下道工序。

（3）破碎：按照设备标准操作规程操作，打开破碎机，试机正常后，投入净选后的自然铜，成品过 20mm 孔径的药筛，粗大的颗粒要重新破碎，直至全部通过药筛为止。

（4）煅淬：将破碎后的自然铜放入煅药机内，盖上盖，温度设置为 550℃，合上闸刀开始煅制，将煅红透的自然铜，取出，迅速放入事先准备好的不锈钢醋盆内醋淬至酥脆（若不酥脆，可反复煅淬至酥）。每 100kg 净自然铜，用米醋 30kg。

2. 成品性状　煅自然铜为不规则的碎粒,呈黑褐色,无金属光泽,质地疏松,易打碎,有醋气。

【注意事项】

(1)药物煅制前应砸成小块,以减少煅淬次数。

(2)煅制自然铜过程中,会产生硫的升华物或有毒的二氧化硫气体,应在通风处操作。

【思考题】

1. 试述实训室煅制和机械煅制自然铜的不同点。

实训二十九　川乌机械煮制方法

【实训目的】

学会机械煮制川乌的操作方法,明确其注意事项,会判定其成品质量。

【实训内容】

清水煮川乌。

【实训器材】

煮药机、搪瓷盘、筛、纱布、烧杯、量筒、漏斗等。

【实训方法】

1. 操作方法

(1)净制:按领料单领取川乌,在净选台上进行挑选,除去川乌中的杂质及非药用部位,拣选后的川乌标明品名、批号、规格、数量、日期,做好记录后,转入下道工序。

(2)浸泡:取净选后的生川乌,大小分档,放入浸泡池用水浸泡4～5日,至内无干心时,取出;浸泡后的川乌标明品名、批号、规格、数量、日期,做好记录后,迅速转入下道工序。

(3)毒性废水处理:每次换水时应将废水收集,收集后的废水应做减毒处理后,再排入厂区污水处理站进行治理后排放,减毒方法为:取上述收集的废水,放入蒸煮锅内,加热煮沸1小时,使有毒的乌头生物碱(双酯型生物碱)分解成几乎无毒的乌头原碱(醇胺型)。

(4)煮制:按照《煮制岗位标准操作规程》《蒸煮锅标准操作规程》进行操作;质检员逐项核对半成品与生产指令一致后,煮制岗位人员在质检员的监督下,取浸泡后的生川乌放入蒸煮锅中进行蒸煮;加水常压煮沸4～6小时,至取大个及实心者切开内无白心、口尝微有麻舌感时,取出,晾至六成干。

(5)切制:将煮制处理合格的制川乌放入周转箱,经质检员检验合格后,转入毒性饮片切制作业区(未经质检员检验验收,不准进入切制作业区)。

(6)干燥:将切制合格的制川乌放入周转箱,经质检员检验合格后,转入干燥作业区(未经质检员检验验收,不准进入干燥作业区)。

(7)清洁:清理干净作业场地、容器及蒸煮锅。

(8)记录:填写清场记录表和生产批次记录。

2. 成品性状　制川乌为不规则片状或长三角形片状,表面黑褐色或黄褐色,有灰棕色形成层环纹,体轻,质脆,断面有光泽,气微,微有麻舌感。

【注意事项】

煮好后出锅,即时干燥,或趁湿润切片后再干燥。

【思考题】

1. 清水煮川乌的炮制原理是什么？

实训三十 川芎炮制生产工艺规程

川芎炮制生产工艺规程见表 12-4。

表 12-4 川芎炮制生产工艺规程文件管理

文件名:川芎炮制生产工艺规程			文件编号:		
制定人:		日期： 年 月 日	文件类别:技术标准		
审核人:		日期： 年 月 日	版 次:		
批准人:		日期： 年 月 日	印 数:		
生效日期： 年 月 日			颁发部门:综合办公室		
分发至:生产副总经理、质量副总经理、生产管理部、质量管理部、生产车间					
变更记载	修订号	修订人	批准日期	生效日期	原因及目的

一、名称

中文名:川芎

汉语拼音:Chuanxiong

拉丁名:CHUANXIONG RHIZOMA

二、规格

1. 片型　薄片:1～2mm。

2. 炮炙品　酒炙品。

三、生产工艺流程图及质控要点

1. 生产工艺流程图

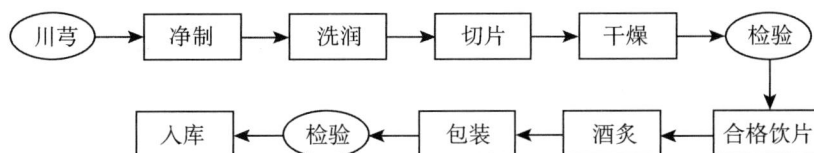

```
川芎 → 净制 → 洗润 → 切片 → 干燥 → 检验
                                    ↓
入库 ← 检验 ← 包装 ← 酒炙 ← 合格饮片
```

2. 质量控制要点   在川芎的炮制过程中,每道工序的质量控制要点、质量控制项目和频次,见表12-5。

表 12-5   川芎炮制工序的质量控制要点、质量控制项目和频次

工序	质量控制要点	质量控制要项目		频次
		生产过程	中间产品	
净制	拣选	除杂	杂质、异物、非药用部位、净选程度	每批
切制	旋转式切药机	1～2mm	厚度	随时
干燥	干燥机	温度、时间、装量	水分	每批
中转站		清洁卫生、温度、湿度	分区、分批、货位卡、标志	定时
酒炙		火候、颜色、气味	颜色	每锅
包装		装袋	品种、数量	随时
		贴签	牢固、位置准确、外壁清洁	随时

四、炮制方法

1. 川芎   除去杂质,大小分档,略泡,洗净,润透,切薄片,干燥。

2. 酒川芎   取川芎片加定量黄酒拌匀,稍润,待酒被吸进后,置炒制容器内,用文火加热,炒至棕黄色,取出放凉,筛去灰屑。每 100kg 川芎片,用黄酒 10kg。

五、炮制生产操作过程及工艺技术参数

1. 领料   按批生产指令制作领料单,按《领发料标准操作规程》到原药材库领取川芎原料,领料员、药材库保管员根据领料单的数量领发料,及时填写出库记录和领料记录。

工艺要点:核对品名、批号、数量、检验合格报告单、合格证、物料放行许可证、称量数据。

2. 净选   按《净选岗位标准操作规程》将要挑拣的川芎原药材置于挑拣工作台上进行净选,除去非药用部位,并将药材按大小分档。生产结束及时填写生产记录,经 QA 检查合格后与下一步工序交接。按本岗位清场标准操作规程进行清场操作,填写清场记录,并经 QA 检查

签字。

工艺要点:①检查净选的中药材,并称量、记录;②净选操作必须按要求分别进行拣选、清除杂质、除去非药用部位,使药材符合净选质量标准的要求;③拣选药材应设工作台,工作台表面应平整,不易产生脱落物;④净选后药材装入合适容器内,每件容器均应附有标志,注明药材名称、编号、炮制批号、数量、生产日期、操作者等;⑤经质量检验合格后交下一步工序;⑥净度要符合中药材炮制品的质量标准。

3. 洗润

(1)洗药:将净选后的药材,按《清洗岗位标准操作规程》进行清洗操作,用清水将药材附着的泥土或不洁物洗净。结束后将洗净的药材经 QA 检查合格后,转入下道工序。清洗结束后,及时填写生产记录,与下一步工序交接。按本岗位清场标准操作规程进行清场操作,填写清场记录,经 QA 检查合格后在清场记录及清场合格证上签字。

工艺要点:①清洗药材用水应符合国家饮用水标准;②清洗厂房内应有良好的排水系统,地面不积水、易清洗、耐腐蚀;③洗涤药材的设备或设施内表面应平整、光洁、易清洗、耐腐蚀,不与药材发生化学变化或吸附药材;④药材洗涤应使用流动水,用过的水不得用于洗涤其他药材,不同的药材不宜一同洗涤;⑤洗涤时应注意掌握时间,勿使药材在水中浸泡过久,以免损失药效;⑥洗涤后的药材应及时转入下道工序进行炮制。

(2)浸润:将洗净的原药材置于润药池内,润2～3小时,待药材润至内外湿度一致时,即可转入下道工序。操作结束后,及时填写生产记录,与下一步工序交接。按本岗位清场标准操作规程进行清场操作,填写清场记录,经 QA 检查合格后在清场记录及清场合格证上签字。

工艺要点:①需浸润的药材按其大小、粗细、软硬程度、浸润方法,及操作时的季节、气候条件,严格控制在工艺参数范围内;②控制好浸润药材的用水量及时间,做到药透水尽,不得出现药材伤水腐败、霉变、产生异味等变质现象;③浸润药材符合切制要求后应及时切制。

4. 切片 将浸润软硬适中的川芎药材,按《切制岗位标准操作规程》《旋转式切药机标准操作规程》进行切片操作。将川芎切制成1～2mm 厚的片,结束后将切制好的川芎,经 QA 检查合格后,及时转入干燥岗位进行干燥处理。操作结束后,及时填写生产记录。按本岗位清场标准操作规程进行清场操作,填写清场记录,经 QA 检查合格后在清场记录及清场合格证上签字。

工艺要点:①根据不同药材及性能按工艺要求将药材切成片、段等,并符合炮制品标准;②切制后药材装入合适容器内,每件容器均应附有标志,注明药材名称、规格、批号、数量、切制日期、操作者等,经检查合格后及时交下一步工序。

5. 干燥 按《干燥岗位标准操作规程》《热风干燥烘箱标准操作规程》,将已切制的饮片进行干燥,所得净药材饮片盛于洁净容器内,挂上标签,及时转入下道工序。操作结束后,按《热风干燥烘箱清洁操作规程》进行清洁操作,填写生产设备清洁记录,并经 QA 检查合格后签字。及时填写生产记录、入站单,并与下一步工序进行交接。按本岗位清场标准操作规程进行清场操作,填写清场记录,经 QA 检查合格后在清场记录及清场合格证上签字。

工艺要点:①根据药材性质和工艺要求选用不同的干燥方法,但不得露天干燥;②干燥温度一般不宜超过60℃,药材厚度为1.5～2cm,并要定期检查厚度是否适应干燥需要,干燥至水分<10%;③干燥设备及工艺的技术参数应经验证确认;④干燥后的药材应装入洁净容器内,每件容器均应附有标志,注明中间产品名称、编号、生产批号、数量、规格、日期、操作者等;

⑤净药材饮片经质量检验合格后交下一步工序;⑥本步所得中间产品的质量要符合中药材炮制品的质量标准。

6. 酒炙 将切制合格的川芎片,按《酒炙岗位标准操作规程》及《炒药机标准操作规程》进行酒炙操作。将酒炙好的川芎,经 QA 检查合格后,及时转入干燥岗位进行干燥处理。操作结束后,及时填写生产记录。按本岗位清场操作规程进行清场操作,填写清场记录,经 QA 检查合格后在清场记录及清场合格证上签字。

工艺要点:①在加入一定量酒拌匀闷润过程中,容器上面应加盖,以免酒迅速挥发;②若酒用量较少,不易与药物拌匀时,可先将酒加适量水稀释后,再与药物拌润;③药物加热炒制时,温度低于380℃,勤加翻动,炒约 20 分钟,至近干、颜色加深时,即可取出,放凉;④将炒制放凉后的饮片装入合适容器内,每件容器均应附有标志,注明药材名称、规格、批号、数量、炮制日期、操作者等,经检查合格后及时交下一步工序。

7. 分装 生产操作前,进行清场检查。按批包装指令从中转站领取经检验合格的饮片,从包材仓库领取内包装材料及标签,根据产品包装规格要求,确定每袋装量 1kg、2kg、5kg 及装量差异范围。

根据每袋重量,调节好称量器具的装量,按照《分装岗位标准操作规程》进行分装操作。在分装过程中,每隔 30 分钟抽查一次装量,严格控制装量差异,并详细记录抽查结果,确保每袋装量在控制范围内。分装后饮片放入专用容器内,做好标识,挂待验品状态标志牌,填写请验单,进行待包品检验。同步填写原始生产记录,按本岗位清场标准操作规程清场,填写清场记录,并经 QA 验收签字。

工艺要求:①分装规格,每袋装 1kg、2kg、5kg;操作中随时注意检查装量是否准确,要求每隔 30 分钟,必须检查一次装量,装量不得少于标示量;②包装前检查包装材料有无破损,内部是否清洁、干燥,必要时要采用适当的方法进行清洁或消毒;③包装前要对包装材料及标签的文字和图案进行核对,如发现问题要及时向领导汇报;④生产任务结束后,应对所使用的设备、工具、中间产品、成品、内包装材料等做好记录,严格执行交接班手续;⑤本步所得产品质量要符合要求。

8. 外包装 按照批包装指令,车间领料员填写领料单,经车间主任签字后,领取标签、包装材料。标签要计数发放,并复核,仓库管理人员和车间领料员分别在领料单上签字。包材先暂存在包装车间的包材暂存间内,挂状态标志牌。

包装程序:打印批号(标签)→贴标签→入库待验→贴合格证。

按照《包装岗位标准操作规程》进行操作,在包装岗位打印批号,每批包装结束后及时运至成品仓库规定位置,待验,挂待验标志牌。

本批包装完成后,剩余的包装材料及时清理退库,并填写退库记录。盖有本批批号及有残次的标签等,退库后由仓库保管员在 QA 的监督下销毁,并填写标签退库销毁单。标签的领用数等于实用数、退库数及销毁数之和。同步填写生产记录,并控制产品在规定收率范围。

经检验合格的成品,由公司质量部门对批生产记录、批检验记录、现场监控记录及各种记录凭证进行审核,合格后,填写成品审核放行单,发放检验合格证及成品放行报告书至物料管理部,仓库管理员把待验标志牌换成合格标志牌,填入库单、入成品分类账,并贴上产品合格证,方可放行销售。

工艺要点:①包装车间要确保批包装指令与包材上的文字标志和待包装产品一致;包装车

间在同一包装间内不能同时包装不同批号的中药饮片,更不能包装两个或几个不同的品种,以防止混淆;②如遇有产品零头,需要合袋时,严格按照《成品零头管理规程》进行操作;③包装规格:1袋×1kg、1袋×2kg、1袋×5kg;④包装产品收率应>97%,标签收率为100%。

六、质量标准和检验方法及贮存注意事项

1. 质量标准 川芎炮制原辅料、包装材料、中间产品、成品质量应遵循的质量标准,见表12-6。

表12-6 川芎炮制工序应遵循的质量标准

序号	质量标准	编号
1	川芎质量标准	
2	川芎中间产品质量标准	
3	川芎成品质量标准	
4	塑料袋质量标准	
5	黄酒质量标准	
6	编织袋质量标准	
7	标签质量标准	

2. 检验方法 川芎炮制原辅料、包装材料、中间产品、成品等应遵循的检验操作规程,见表12-7。

表12-7 川芎炮制工序的检验操作规程

序号	检验操作规程	编号
1	川芎检验操作规程	
2	川芎中间产品检验操作规程	
3	川芎成品检验操作规程	
4	塑料袋检验操作规程	
5	黄酒检验操作规程	
6	编织袋检验操作规程	
7	标签检验操作规程	

3. 贮存注意事项 原辅料、包装材料、中间产品、成品的贮存注意事项参见其质量标准项下的具体规定。

七、包装规格

1袋×1kg、1袋×2kg、1袋×5kg。

八、物料平衡的计算方法

产品的每个批次、每个关键工序生产结束都必须计算收率。进行物料平衡是避免或及时发现差错与混药的有效措施。

1. 收率　川芎净选、炮制、包装、成品收率的计算方法及限度标准，见表 12-8。

表 12-8　川芎炮制工序收率的计算方法及限度标准

项目	物料收率的计算方法	限度
净选	$净选收率(\%)=\dfrac{净药材量(kg)}{投料量(kg)}\times100\%$	＞98.0%
炮制	$炮制收率(\%)=\dfrac{炮制净药材量(kg)}{净药材投料量(kg)}\times100\%$	＞92.0%
包装	$包装收率(\%)=\dfrac{包装成品量(kg)}{包装投料量(kg)}\times100\%$	＞97.0%
成品	$成品收率(\%)=\dfrac{成品量(kg)}{药材投料量(kg)}\times100\%$	＞95.0%

2. 物料平衡的计算及平衡限度　川芎净选、包装、塑料袋、标签合格证、编织袋平衡的计算方法和平衡限度，见表 12-9。

表 12-9　当归炮制每道工序物料平衡的计算方法和平衡限度

项目	物料平衡的计算方法	平衡限度
净选	$\dfrac{净药材(kg)+杂质数(kg)}{领料量(kg)}\times100\%$	＞98%
包装	$\dfrac{成品数(kg)+剩余数(kg)}{中转站领料量(kg)}\times100\%$	＞97%
塑料袋	$\dfrac{实用数(个)+破损数(个)}{领用数(个)-剩余数(个)}\times100\%$	＝100%
标签合格证	$\dfrac{实用数(个)+污损数(个)}{领用数(个)-剩余数(个)}\times100\%$	＝100%
编织袋	$\dfrac{装袋数(个)+零头用袋(个)+污损袋数(个)}{领用数(个)-剩余数(个)}\times100\%$	＝100%

3. 数据处理

(1)凡平衡限度在合格范围内，经质量管理部门检查并在物料周转单上签字后方可"流转"。

(2)凡平衡限度高于或低于合格范围，应立即贴待查标志，不能递交下一步工序，并由发现人填写偏差处理单，经车间管理人员、质量管理部门按《偏差处理管理规程》进行调查，采取处理措施，直至调查确认不影响产品最终质量的情况下，方可放行。

九、主要生产设备及其生产能力

川芎炮制生产设备见表 12-10。

表 12-10　川芎炮制生产设备一览表

序号	设备名称	规格型号	材质	数量	生产厂家	生产能力/(kg/h)	装机位置
1	洗药机	XY-700 型	304 不锈钢	1	××公司	300～1000	洗润车间
2	切药机	QWZL-300 型	304 不锈钢	1	××公司	50～300	切制车间
3	炒药机	CYD-700 型	304 不锈钢	1	××公司	50～200	炒制车间
4	干燥机	DWF-1.2-10 型	304 不锈钢	1	××公司	100～800	干燥车间
5	筛选机	SXRL-4 型	304 不锈钢	1	××公司	150～300	筛选车间

（张俊生）

参考文献

[1] 国家药典委员会.中华人民共和国药典：一部[M].北京：中国医药科技出版社,2015.

[2] 卫生部药政管理局.全国中药炮制规范[M].北京：人民卫生出版社,1988.

[3] 刘波.中药炮制技术[M].4版.北京：人民卫生出版社,2018.

[4] 叶定江,张世臣.中药炮制学[M].北京：人民卫生出版社,1999.

[5] 叶定江.中药炮制学[M].上海：上海科学技术出版社,1996.

[6] 王孝涛.历代中药炮制法汇典（古代部分、现代部分）[M].南昌：江西科学技术出版社,1989.

[7] 金世元,王琦.中药饮片炮制研究与临床应用[M].北京：化学工业出版社,2004.

[8] 龚千峰.中药炮制学[M].2版.北京：中国中医药出版社,2007.

[9] 原思通.医用中药饮片学[M].北京：人民卫生出版社,2001.

[10] 吕文海.中药炮制学[M].北京：科学出版社,1992.

[11] 国家中医药管理局《中华本草》编委会.中华本草[M].上海：上海科学技术出版社,1998.

[12] 张炳鑫.中药饮片切制工艺学[M].北京：中国医药科技出版社,1998.

[13] 冯秀锟.中药炮制技术CAI多媒体课件[M].北京：中国中医药出版社,2004.

[14] 叶定江,张名伟,姚石安.中药临床的生用与制用[M].南昌：江西科学技术出版社,1991.

[15] 郭晓庄.有毒中草药大辞典[M].天津：天津科技翻译出版公司,1992.

附录一

《药品生产质量管理规范》配套文件——中药饮片

国家食品药品监督管理总局根据《药品生产质量管理规范(2010年修订)》第三百一十条规定,于2014年6月发布了中药饮片、医用氧、取样3个附录,作为《药品生产质量管理规范(2010年修订)》配套文件,规定2014年7月1日起施行。下面介绍有关中药饮片的配套文件。

第一章 范 围

第一条 本附录适用于中药饮片生产管理和质量控制的全过程。

第二条 产地趁鲜加工中药饮片的,按照本附录执行。

第三条 民族药参照本附录执行。

第二章 原 则

第四条 中药饮片的质量与中药材质量、炮制工艺密切相关,应当对中药材质量、炮制工艺严格控制;在炮制、贮存和运输过程中,应当采取措施控制污染,防止变质,避免交叉污染、混淆、差错;生产直接口服中药饮片的,应对生产环境及产品微生物进行控制。

第五条 中药材的来源应符合标准,产地应相对稳定。

第六条 中药饮片必须按照国家药品标准炮制;国家药品标准没有规定的,必须按照省、自治区、直辖市食品药品监督管理部门制定的炮制规范或审批的标准炮制。

第七条 中药饮片应按照品种工艺规程生产。中药饮片生产条件应与生产许可范围相适应,不得外购中药饮片的中间产品或成品进行分包装或改换包装标签。

第三章 人 员

第八条 企业的生产管理负责人应具有药学或相关专业大专以上学历(或中级专业技术职称或执业药师资格)、三年以上从事中药饮片生产管理的实践经验,或药学或相关专业中专以上学历、八年以上从事中药饮片生产管理的实践经验。

第九条 企业的质量管理负责人、质量受权人应当具备药学或相关专业大专以上学历(或中级专业技术职称或执业药师资格),并有中药饮片生产或质量管理五年以上的实践经验,其中至少有一年的质量管理经验。

第十条 企业的关键人员以及质量保证、质量控制等人员均应为企业的全职在岗人员。

第十一条 质量保证和质量控制人员应具备中药材和中药饮片质量控制的实际能力,具备鉴别中药材和中药饮片真伪优劣的能力。

第十二条 从事中药材炮制操作人员应具有中药炮制专业知识和实际操作技能;从事毒性中药材等有特殊要求的生产操作人员,应具有相关专业知识和技能,并熟知相关的劳动保护要求。

第十三条 负责中药材采购及验收的人员应具备鉴别中药材真伪优劣的能力。

第十四条 从事养护、仓储保管人员应掌握中药材、中药饮片贮存养护知识与技能。

第十五条 企业应由专人负责培训管理工作,培训的内容应包括中药专业知识、岗位技能和药品 GMP 相关法规知识等。

第十六条 进入生产区的人员应进行更衣、洗手;进入洁净区的工作服的选材、式样及穿戴方式应符合通则的要求;从事对人体有毒、有害操作的人员应按规定着装防护,其专用工作服与其他操作人员的工作服应分别洗涤、整理,并避免交叉污染。

第四章　厂房与设施

第十七条 生产区应与生活区严格分开,不得设在同一建筑物内。

第十八条 厂房与设施应按生产工艺流程合理布局,并设置与其生产规模相适应的净制、切制、炮炙等操作间。同一厂房内的生产操作之间和相邻厂房之间的生产操作不得互相妨碍。

第十九条 直接口服饮片的粉碎、过筛、内包装等生产区域应按照 D 级洁净区的要求设置,企业应根据产品的标准和特性对该区域采取适当的微生物监控措施。

第二十条 毒性中药材加工、炮制应使用专用设施和设备,并与其他饮片生产区严格分开,生产的废弃物应经过处理并符合要求。

第二十一条 厂房地面、墙壁、天棚等内表面应平整,易于清洁,不易产生脱落物,不易滋生霉菌;应有防止昆虫或其他动物等进入的设施,灭鼠药、杀虫剂、烟熏剂等不得对设备、物料、产品造成污染。

第二十二条 中药材净选应设拣选工作台,工作台表面应平整,不易产生脱落物。

第二十三条 中药饮片炮制过程中产热产汽的工序,应设置必要的通风、除烟、排湿、降温等设施;拣选、筛选、切制、粉碎等易产尘的工序,应当采取有效措施,以控制粉尘扩散,避免污染和交叉污染,如安装捕尘设备、排风设施等。

第二十四条 仓库应有足够空间,面积与生产规模相适应。中药材与中药饮片应分库存放;毒性中药材和饮片等有特殊要求的中药材和中药饮片应当设置专库存放,并有相应的防盗及监控设施。

第二十五条 仓库内应当配备适当的设施,并采取有效措施,对温湿度进行监控,保证中药材和中药饮片按照规定条件贮存;贮存易串味、鲜活中药材应当有适当的设施(如专库、冷藏设施)。

第五章　设　备

第二十六条 应根据中药材、中药饮片的不同特性及炮制工艺的需要,选用能满足生产工艺要求的设备。

第二十七条 与中药材、中药饮片直接接触的设备、工具、容器应易清洁消毒,不易产生脱落物,不对中药材、中药饮片质量产生不良影响。

第二十八条 中药饮片生产用水至少应为饮用水,企业定期监测生产用水的质量,饮用水每年至少一次送相关检测部门进行检测。

第六章 物料和产品

第二十九条 生产所用原辅料、与药品直接接触的包装材料应当符合相应的质量标准,分别编制批号并管理;所用物料不得对中药饮片质量产生不良影响。

第三十条 质量管理部门应当对生产用物料的供应商进行质量评估,并建立质量档案;直接从农户购入中药材应收集农户的身份证明材料,评估所购入中药材质量,并建立质量档案。

第三十一条 对每次接收的中药材均应当按产地、供应商、采收时间、药材规格等进行分类,分别编制批号并管理。

第三十二条 购入的中药材,每件包装上应有明显标签,注明品名、规格、数量、产地、采收(初加工)时间等信息,毒性中药材等有特殊要求的中药材外包装上应有明显的标志。

第三十三条 中药饮片应选用能保证其贮存和运输期间质量的包装材料或容器。包装必须印有或者贴有标签,注明品名、规格、产地、生产企业、产品批号、生产日期、执行标准,实施批准文号管理的中药饮片还必须注明药品批准文号。

第三十四条 直接接触中药饮片的包装材料应至少符合食品包装材料标准。

第三十五条 中药材、中药饮片应按质量要求贮存、养护,贮存期间各种养护操作应当建立养护记录;养护方法应当安全有效,以免造成污染和交叉污染。

第三十六条 中药材、中药饮片应制定复验期,并按期复验,遇影响质量的异常情况须及时复验。

第三十七条 中药材和中药饮片的运输应不影响其质量,并采取有效可靠的措施,防止中药材和中药饮片发生变质。

第三十八条 进口药材应有国家食品药品监督管理部门批准的证明文件,以及按有关规定办理进口手续的证明文件。

第七章 确认与验证

第三十九条 净制、切制可按制法进行工艺验证,炮炙应按品种进行工艺验证,关键工艺参数应在工艺验证中体现。

第四十条 关键生产设备和仪器应进行确认,关键设备应进行清洁验证。直接口服饮片生产车间的空气净化系统应进行确认。

第四十一条 生产一定周期后应进行再验证。

第四十二条 验证文件应包括验证总计划、验证方案、验证报告以及记录,确保验证的真实性。

第八章 文件管理

第四十三条 中药材和中药饮片质量管理文件至少应包含以下内容。

(一)制定物料的购进、验收、贮存、养护制度,并分类制定中药材和中药饮片的养护操作规程。

(二)制定每种中药饮片的生产工艺规程,各关键工艺参数必须明确,如:中药材投料量、辅料用量、浸润时间、片型、炒制温度和时间(火候)、蒸煮压力和时间等要求。

（三）根据中药材的质量、投料量、生产工艺等因素，制定每种中药饮片的收率限度范围，关键工序应制定物料平衡参数。

（四）制定每种中药材、中药饮片的质量标准及相应的检验操作规程，制定中间产品、待包装产品的质量控制指标。

第四十四条 应当对从中药饮片生产和包装的全过程的生产管理和质量控制情况进行记录，批记录至少包括以下内容。

（一）批生产和包装指令。

（二）中药材以及辅料的名称、批号、投料量及投料记录。

（三）净制、切制、炮炙工艺的设备编号。

（四）生产前的检查和核对的记录。

（五）各工序的生产操作记录，包括各关键工序的技术参数。

（六）清场记录。

（七）关键控制点及工艺执行情况检查审核记录。

（八）产品标签的实样。

（九）不同工序的产量，必要环节物料平衡的计算。

（十）对特殊问题和异常事件的记录，包括偏离生产工艺规程等偏差情况的说明和调查，并经签字批准。

（十一）中药材、中间产品、待包装产品中药饮片的检验记录和审核放行记录。

第九章 生产管理

第四十五条 净制后的中药材和中药饮片不得直接接触地面。中药材、中药饮片晾晒应有有效的防虫、防雨等防污染措施。

第四十六条 应当使用流动的饮用水清洗中药材，用过的水不得用于清洗其他中药材。不同的中药材不得同时在同一容器中清洗、浸润。

第四十七条 毒性中药材和毒性中药饮片的生产操作应当有防止污染和交叉污染的措施，并对中药材炮制的全过程进行有效监控。

第四十八条 中药饮片以中药材投料日期作为生产日期。

第四十九条 中药饮片应以同一批中药材在同一连续生产周期生产的一定数量相对均质的成品为一批。

第五十条 在同一操作间内同时进行不同品种、规格的中药饮片生产操作应有防止交叉污染的隔离措施。

第十章 质量管理

第五十一条 中药材和中药饮片应按法定标准进行检验。如中药材、中间产品、待包装产品的检验结果用于中药饮片的质量评价，应经过评估，并制定与中药饮片质量标准相适应的中药材、中间产品质量标准，引用的检验结果应在中药饮片检验报告中注明。

第五十二条 企业应配备必要的检验仪器，并有相应标准操作规程和使用记录；检验仪器应能满足实际生产品种要求，除重金属及有害元素、农药残留、黄曲霉毒素等特殊检验项目和使用频次较少的大型仪器外，原则上不允许委托检验。

第五十三条 每批中药材和中药饮片应当留样。中药材留样量至少能满足鉴别的需要,中药饮片留样量至少应为两倍检验量,毒性药材及毒性饮片的留样应符合医疗用毒性药品的管理规定。留样时间应当有规定,中药饮片留样时间至少为放行后一年。

第五十四条 企业应设置中药标本室(柜),标本品种至少包括生产所用的中药材和中药饮片。

第五十五条 企业可选取产量较大及质量不稳定的品种进行年度质量回顾分析,其他品种也应定期进行产品质量回顾分析,回顾的品种应涵盖企业的所有炮制范围。

第十一章 术 语

第五十六条 下列术语含义是:

(一)直接口服中药饮片

指标准中明确使用过程无需经过煎煮,可直接口服或冲服的中药饮片。

(二)产地趁鲜加工中药饮片

指在产地用鲜活中药材进行切制等加工中药饮片。不包括中药材的产地初加工。

附录二 中药配方颗粒管理暂行规定

根据《药品管理法》的有关规定,为推进中药饮片实施批准文号管理,规范中药配方颗粒的试点研究,中药配方颗粒(原名:颗粒性饮片)从 2001 年 12 月 1 日起纳入中药饮片管理范畴,实行批准文号管理。原国家药品监督管理局根据"中药配方颗粒"生产、经营、使用的实际情况,于 2001 年 7 月制定了《中药配方颗粒管理暂行规定》,要求各省(区、市)药品监督管理局严格执行此规定。

一、试点生产企业申报

(一)生产企业必须持有《药品生产企业许可证》且具备生产颗粒剂的剂型。

(二)中药配方颗粒的研究经省、部级科研立项,并取得阶段性成果(提供立项批件、合同书或验收证明)。

(三)生产企业研制的品种必须超过 400 个以上。

二、品种使用范围

(一)申报企业应将过去进入科研用药范围内的临床科研单位名单上报(包括临床科研单位简介及使用"中药配方颗粒"情况证明,并加盖单位公章),不得再另行增加临床医院。

(二)试点生产企业经确认后,应将使用中药配方颗粒临床医院名单报医院所在地省药品监督管理局备案。

三、申报资料的要求

(一)按照"中药配方颗粒质量标准研究的技术要求"提供质量标准研究资料(见附件)。

(二)相关附件,包括《药品生产企业许可证》复印件、立项证书、临床使用单位及证明。

(三)科研设计方案。

四、申报程序

(一)申报试点生产企业、品种及使用范围由所在地省药品监督管理局初审合格后,上报国家药品监督管理局药品注册司。

(二)国家药品监督管理局对申报试点生产企业进行现场考核。

五、试点工作期间的科研工作

试点应围绕中药的配方颗粒临床安全评价及生产质量控制做好科研设计,明确阶段目标及考核指标,试点结束后应提交严谨的研究报告。

六、其他

对经现场考核符合条件的试点生产企业我局予以确认,并组织专家对其申报的品种质量标准进行审查,符合要求的品种由所在省药品检验所进行质量标准复核合格后,在备案的临床医院开展研究工作,未经确认的试点生产企业及备案的临床医院不能生产和使用。

附件:中药配方颗粒质量标准研究的技术要求

中药配方颗粒质量标准内容应包括:药品名称、来源、炮制、制法、性状、鉴别、检查、浸出物、含量测定、功能与主治、用法与用量、注意、规格、贮藏等项目。

一、质量标准

(一)药品名称

包括中文名称和汉语拼音。药材名称应采用《中国药典》现行版一部及部颁标准中药材的名称,成品名称按"＊＊＊配方颗粒"进行命名,即"药材名＋配方颗粒"。

(二)来源

包括植物的科名、中文名、拉丁学名和药用部位。

(三)炮制

凡与《中国药典》现行版一部及部颁标准中药材项下炮制方法不一致的品种,应写明其炮制方法。

(四)制法

应写明制备工艺的过程(包括辅料种类等),列出关键的技术参数,明确投料量和成品制成量(成品以 1000g 计)。并附工艺流程图。

(五)性状

对外观颜色、形状和气味进行描述。

(六)鉴别

要求专属性强、灵敏度高、重现性好。色谱法鉴别应选择适宜的对照品或对照药材做对照试验。

(七)检查

除另有规定外,按照《中国药典》现行版一部附录颗粒剂通则项下规定的检查项目进行检查。

(八)浸出物

对难以进行含量测定或所测成分含量低于千分之一的品种,应建立浸出物测定。测定方法参照《中国药典》现行版一部附录浸出物测定的有关规定,选择适当的溶剂进行测定。

(九)含量测定

1. 除难以进行含量测定等特殊情况外,原则上均应进行含量测定。

2. 含量测定方法可参考有关质量标准或有关文献,也可自行研究后建立,但均应进行方法学考察试验。

3. 含量限(幅)度应根据实测数据(至少有 10 批样品的 20 个数据)制订,单剂量包装以每袋(瓶)含某成分的量表示;多剂量包装以每克含某成分的量表示。

(十)功能与主治

应与《中国药典》现行版一部及部颁中药材标准中相应的品种项下一致。

(十一)用法与用量

供配方用,遵医嘱。

(十二)注意

应与《中国药典》现行版一部及部颁中药材标准中相应的品种项下一致。

(十三)规格

应标明每袋(瓶)的包装量及相当的原饮片量。

(十四)贮藏

根据各品种的情况酌定。

(十五)有效期

根据稳定性实验确定。

二、质量标准起草说明的编写要求

编写质量标准起草说明的目的在于说明制定质量标准中各个项目的理由,规定各项目指标的依据、技术条件和注意事项等,既要有理论解释,又要有实践工作的总结及试验数据,是全部研究工作的汇总。

1. 药品名称　包括中文名和汉语拼音。成品名称按"药材名称＋配方颗粒"进行命名,药材如系炮制品,应采用"炮制品名称＋配方颗粒"进行命名。药材及其炮制品的名称应采用《中国药典》现行版一部及部颁标准中药材的名称。

2. 来源　生产用的中药材应进行严格的品种鉴定。成品来源包括植物的科名、中文名、拉丁学名、药用部位及其制成品,科名只写中文名,不附拉丁名。如川芎配方颗粒的来源可表述为:本品为伞形科植物川芎 *Ligusticum chuanxiong* Hort. 的干燥根茎制成的配方颗粒;制川乌配方颗粒的来源可表述为:本品为毛莨科植物乌头 *Aconitum carmichaeli* Debx. 的干燥母根经炮制后加工而成的配方颗粒。

3. 炮制　凡采用《中国药典》现行版一部和部颁标准中药材项下的炮制方法炮制的饮片,不要求提供炮制方法,但需说明采用何种标准;采用各省、市、自治区中药材炮制规范炮制的饮片,需写明详细的炮制方法,并提供炮制规范的复印件。

4. 制法　应附制备工艺路线图,应说明关键技术参数的含义及确定最终制备工艺及其技术条件的理由。若用辅料需说明辅料品名及用量,并附标准,详细研究资料列入制备工艺的研究资料中。

5. 性状　说明正文中所描述性状的理由,叙述在性状描述中需要说明的问题。所描述性状的样品至少必须是中试产品。色泽的描写应明确,考虑到原料色泽差异所产生的影响,色泽可以有一定的幅度。

6. 鉴别　应说明确定鉴别方法和试验条件的依据。鉴别方法一般采用光谱鉴别或色谱鉴别,要求专属性强、灵敏度高、重现性好。色谱法应采用阳性对照(对照品或对照药材)和阴性对照(辅料),并附有关图谱或彩色照片,要求清晰、真实。对于原料品种混乱或难以建立专属性强的鉴别方法的产品,应建立特征指纹图谱鉴别方法。色谱鉴别所用的对照品或对照药材,应符合"质量标准用对照品研究的技术要求"。起草过程中曾做过的鉴别试验,但未列入正文的方法,均应详尽地记述于起草说明中。

7. 检查　除《中国药典》现行版一部附录颗粒剂通则项下的检查项目外,各品种自行制订的检查项目应说明制订理由,列出实测数据及确定各检查限度的依据。重金属、砷盐检查必须考察,凡重金属超过百万分之二十、砷盐超过百万分之十的应列入正文。

8. 浸出物　应说明规定该项目的理由,所采用溶剂和方法的依据,列出实测数据,制订浸出物量限(幅)度的依据和实验数据(至少 10 批中试以上样品的 20 个实测数据)。考察各种浸出条件对浸出物量的影响。

9. 含量测定　说明含量测定成分选择的依据,测定成分应选择有效成分或指标性成分。根据所测成分的理化性质,选择相应的测定方法,阐明测定方法的原理,确定该测定方法的方法学考察资料和相关图谱,包括实验条件的选择(如提取、纯化、测定条件的比较)和各项方法学考察数据(包括测定方法的线性关系、稳定性、精密度、重复性和回收率试验等),回收率的测定应有五份以上数据,相对标准偏差 RSD％一般为 3％以下。阐明确定该含量限(幅)度的意义及依据(至少应有 10 批样品 20 个数据)并附原药材用相同方法测定的 10 批数据。

含量测定所用的对照品应符合"质量标准用对照品研究技术要求"。

起草过程中曾做过的含量测定,但未列入正文的方法,均应详尽地记述于起草说明中。

10. 功能与主治　参照《中国药典》现行版一部及部颁中药材标准中相应品种项下的功能与主治叙述。

11. 用法与用量　因中药配方颗粒仅供配方用,原则上按照《中国药典》和部颁标准所规定的相应剂量使用,或遵医嘱。如有特殊规定,应说明理由。

12. 注意　参照《中国药典》现行版一部及部颁中药材标准中相应品种制订。如有特殊规定,应说明理由。

13. 规格　根据各品种的情况,叙述需要说明的问题。

14. 贮藏　说明制订贮藏条件的理由,需特殊储存条件的应说明理由。

15. 有效期　根据室温留样的稳定性实验结果制定。

党的二十大精神进教材提纲挈领

中国共产党第二十次全国代表大会的主题是：高举中国特色社会主义伟大旗帜，全面贯彻新时代中国特色社会主义思想，弘扬伟大建党精神，自信自强、守正创新，踔厉奋发、勇毅前行，为全面建设社会主义现代化国家、全面推进中华民族伟大复兴而团结奋斗。

中药炮制技术是中药学专业必修核心课程，以实现"传承炮制技术，弘扬工匠精神"为培养目标，以项目驱动强化实践技能训练，采用线上与线下混合式教学方式，让学生掌握中药炮制基本理论、基本知识，具备熟练进行中药炮制操作的基本技能，具备利用现代生产技术和设备从事饮片加工的职业能力，具备自主学习的能力，成为可在饮片生产企业从事中药材炮制加工、质量检测、贮藏保管等工作的高素质技术技能人才。将课程思政有机融入课程内容中，达到使学生具备良好的爱国精神、工匠精神、创新精神、质量意识、安全意识和法治意识，并在学习中获得成功体验的情感目标。

课程思政教学案例

项目	任务	思政主题	思政案例内容
炮制基本知识	炮制历史	文化自信传承创新	1. 通过张仲景、李时珍等古代先贤的事迹，介绍中药炮制的发展历史，了解中国炮制传统文化，加强学生的文化自信 2. 通过介绍张伯礼、王孝涛、冯秀锟等老一辈炮制人的奋斗史，培养学生传承创新的精神，坚定专业自信；
中药炮制的目的	炮制目的	职业道德	以"炮制虽繁必不敢省人工，品味虽贵必不敢减物力"的同仁堂中医药文化为例，理解中药炮制的目的，增强学生的职业道德感和职业自律
分类与辅料	分类与辅料	弘扬国粹文化自信	以炮制四大流派基本情况及炮制辅料的发展历史为引，介绍炮制分类及辅料，培养学生的文化自信
贮藏与保管	质量要求及贮藏保管	责任意识	情境模拟中药贮藏养护，让学生掌握中药贮藏养护方法和中药质量要求，培养学生强烈的责任心
净选加工	净选加工	质量意识依法炮制	以麻黄古代小故事为例，论述净选加工的方法和重要性，培养学生的质量意识
饮片切制	软化处理	责任意识创新精神	1. 以"七分润工，三分切工"的传统论述为题，开展软化方法和重要性的讨论，培养学生的责任意识 2. 以减压冷浸法的研究过程为例，介绍药材软化新技术，培养学生的创新精神
	饮片切制	工匠精神	以《本草中国》纪录片中白芍切制视频资料为例，讲述饮片切制方法和要求，培养学生精益求精的工匠精神

项目	任务	思政主题	思政案例内容
清炒	炒黄	依法炮制 创新精神	1. 以"逢子必炒"的传统论述为题，开展炒黄工艺及目的的讨论，教育学生依法炮制对中药质量的重要性 2. 以决明子的开发利用为例，介绍炒黄药材的临床应用，教育学生要用创新精神探索中药的开发利用
	炒焦	科学严谨	以槟榔干燥的研究结果为例，介绍中药炮制方法的优化，培养学生科学严谨的工作态度
	炒炭	科学严谨 依法炮制	以"黑色存性"的历史及现代研究为引，介绍炭药的炮制方法及成品性状特点，让学生了解黑色存性炭药的悠久历史，树立依法炮制的观念，学习中医药人的职业精神
加辅料炒	麸炒	诚实守信 责任意识	以木屑代替麦麸炒制中药为案例，介绍麸炒的成品质量和炮制目的，培养学生诚实守信的职业道德
	米炒与土炒	依法炮制 安全生产	以斑蝥素的临床应用及研究为例，介绍米炒斑蝥的方法及炮制原理，培养学生依法炮制、安全生产的意识
	砂烫	安全生产 法治意识	通过云南市民误食生乌头中毒案例，让学生学习用砂烫法降低药物毒性，了解《医疗用毒性药品管理办法》，教育学生树立法治意识，培养依法炮制的职业素养
	蛤粉烫、 滑石粉烫	文化自信	通过介绍阿胶的历史及文化，介绍蛤粉烫阿胶的方法及炮制目的，增强学生的文化自信
炙法	先拌辅料 后炒药	依法炮制 大医精诚	以大黄、延胡索、麻黄等中药使用不同辅料在临床用于不同病证为例，介绍液体辅料炮制的特点及方法，培养学生依法炮制的职业素养
	先炒药 后加辅料	创新精神	以五灵脂的介绍和矫味方法为案例，介绍先炒药后加辅料的原理及方法，培养学生的创新精神
煅法	明煅、煅淬	文化自信 科学严谨	以中国古代四大发明的故事为引，讨论矿物类药物在中医药中的应用，学习矿物类药物及贝壳类药物明煅和煅淬的方法和作用，培养学生科学严谨、善于钻研的工作态度，树立文化自信
	扣锅煅	创新精神	以血余炭、棕榈炭的炮制为例，介绍扣锅煅的方法及注意事项，培养学生的创新精神
蒸、煮、燀	蒸法	文化自信 工匠精神	以九蒸九晒的炮制文化为题，引导学生讨论蒸法的操作步骤，培养学生精益求精的工匠精神，坚定文化自信
	煮法	安全生产 法治意识	以临床使用乌头中毒为案例，让学生学习煮法降低药物毒性的原理，了解《医疗用毒性药品管理办法》，教育学生树立法治意识，培养依法炮制的职业素养
	燀法	文化自信 大医精诚	以"杏林"典故为引，介绍燀法的操作及注意事项，弘扬中国传统医学的文化精粹，坚定文化自信
复制	复制	敬畏生命 安全生产	播放附子的炮制视频，讨论附子的炮制方法与复制法的关系，通过对《医疗用毒性药品管理办法》的解读，学习毒性药物的炮制方法，引导学生树立生命第一的价值观和依法炮制的职业素养
发酵、发芽	发酵	创新精神 诚实守信	1. 以六神曲的发现为例，介绍发酵法的方法和所需条件，培养学生的创新能力和创新精神 2. 以福建红曲粉被查出苏丹红为例，教育学生在工作中要诚实守信
	发芽	大医精诚	以麦芽在临床中催乳和回乳的案例为引，学习发芽法的炮制方法和炮制作用，培养学生实事求是的精神

项目	任务	思政主题	思政案例内容
其他制法	制霜	传承创新 诚实守信	以桂林三金古方药西瓜霜"变形计"为案例，介绍制霜法的操作和注意事项，教育学生传承古代炮制，并加以创新，树立诚实守信的职业精神
	煨制	职业理想 创新创业	以大学毕业返乡培育早熟葛根为引，介绍煨制的操作和炮制目的，树立学生的职业理想，培养学生创新创业的积极性
	提净	遵纪守法	以"神医"用芒硝治病被刑拘为引，介绍提净法的操作和作用，教育学生树立生命第一的价值观，教育学生要遵纪守法
	水飞	文化自信 爱国情怀	以端午节喝雄黄酒的来历为引，介绍水飞法的操作和作用，培养学生的爱国情怀，树立文化自信